老中医

给家人的

LAOZHONGYI GEI JIAREN DE
JIANKANG CHUFANG

健康处方

高景华 编著

陕西新华出版

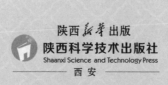

陕西科学技术出版社
Shaanxi Science and Technology Press

—— 西安 ——

图书在版编目（CIP）数据

老中医给家人的健康处方/高景华编著. —西安：陕西科学
技术出版社，2015.6（2023.12 重印）
ISBN 978－7－5369－6466－2

Ⅰ. ①老… Ⅱ. ①高… Ⅲ. ①食物疗法 Ⅳ. ①R247.1

中国版本图书馆 CIP 数据核字（2015）第 126741 号

老中医给家人的健康处方

LAOZHONGYI GEIJIAREN DE JIANKANG CHUFANG

高景华 编著

责任编辑	杨 波 孙雨来
封面设计	视界创意

出 版 者	陕西科学技术出版社
	西安市曲江新区登高路 1388 号陕西新华出版传媒产业大厦 B 座
	电话(029) 81205187 传真（029）81205155 邮编710061
	https://www.snstp.com
发 行 者	陕西科学技术出版社
	电话（029）81205180 81206809
印 刷	北京柯蓝博泰印务有限公司
规 格	710mm×1000mm 16 开本
印 张	18.75
字 数	290 千字
版 次	2015 年 9 月第 1 版
	2023 年 12 月第 2 次印刷
书 号	ISBN 978－7－5369－6466－2
定 价	58.00 元

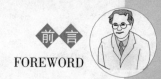

老中医给家人的健康处方

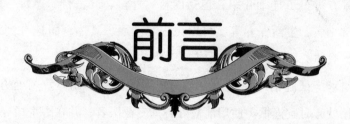

前言

LAOZHONGYI GEIJIARENDE JIANKANGCHUFANG

不知从何时开始，盛行着这样一句话——"看不起病"。的确，即使是感冒发热这样的小病，去医院看一次也需要付近千元的医药费，甚至更多，稍微严重的病则动以上万、十万，甚至百万的医药费。排号看医生的难度就更不用多说了，有时候看个门诊甚至要排上几天几夜……

在这种情况下，了解一些必要的健康处方，对于一些小病的防治，以及疾病的后期调养来说都非常重要。

西药的效果是有目共睹的，但其效果的"短期性"也让很大一部分人感到困扰。所谓"短期性"，即用药见效迅速，但是效果持续的时间却不长，尤其是在治疗一些慢性疾病的时候，经常需要长期坚持服药，比如高血压、糖尿病，西药并没有根治之方，只是保持血压、血糖水平的稳定，使得很多患者不得不在外出的时候"随身携药"。

而中药方在这方面就显示出了自己的优势，它能够从根本上解决你身体上所出现的疾病，而并非"头痛医头，脚痛医脚"。这里所说的中药方并非仅仅是药，还包括药膳、按摩法等，虽然见效缓慢，但却是一点点从根源上将疾病"拔除"，修复你的身体，帮你彻底摆脱疾病的困扰。

中医治疗的过程讲究的是对整体进行调治，还是拿高血压来说，西医采用的是化学合成药，随血液循环于身体各处，扩张血管，暂时降压；而中医在治疗高血压时，首先考虑的是血压为什么上升，结合患者所发生疾病的诱因，直击病灶。

在这本《老中医给家人的健康处方》之中，从多方面结合不同案例对中医的健康处方进行了详细介绍，包括内科、外科、五官科、男科、妇科、儿科、老年常见病、生活保养等，可以说内容全面、具体，而且有针对性，所讲述的药方具体、详细，可辨证取方。

中医讲求辨证施治的原则，由于每个人的体质不同，所用处方也不同。所以在选用处方时宜谨慎。使用前最好咨询专业医者，并在医生指导下使用。

编　者

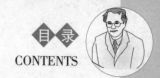

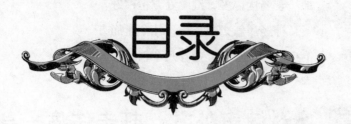

目录

第一章 内科健康处方，内部疾病医治有方

老中医给家人的健康处方

LAOZHONGYI GEIJIARENDE JIANKANGCHUFANG

第二章　外科健康处方，赶走伤痛一身轻松

第三章　五官科健康处方，五官决定精气神

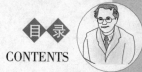

第四章 皮肤科健康处方，白嫩肌肤现出来

第五章 男性健康处方，尽展男人阳刚之气

老中医给家人的健康处方

LAOZHONGYI GEIJIARENDE JIANKANGCHUFANG

目 录
CONTENTS

第六章 女性健康处方，阴柔之美由内散发

第七章 小儿健康处方，活泼、可爱每一天

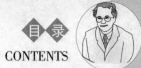

第八章　老人健康处方，安享晚年远离病痛

第九章　生活健康处方，轻松解决小不适

老中医给家人的健康处方

LAOZHONGYI GEIJIARENDE JIANKANGCHUFANG

目录

CONTENTS

老中医给家人的健康处方

LAOZHONGYI GEIJIARENDE JIANKANGCHUFANG

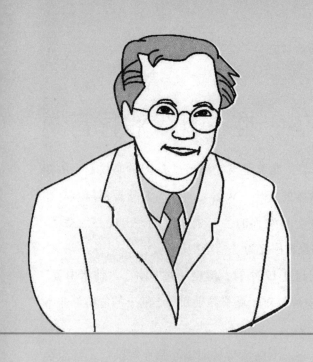

第一章

内科健康处方，
　内部疾病医治有方

老中医给家人的健康处方

酷暑暑证易发生，推荐几个治疗方

夏季时烈日炎炎，很容易中暑，尤其是当气温超过 35℃ 的时候，人的精神、状态和情绪也会随之发生微妙的变化。大暑之时，高温酷暑不但容易让人觉得身体疲乏、食欲下降，还会导致人的"心火"妄动，出现心烦意乱、无精打采、思绪紊乱等，这一现象被称之为"情绪中暑"。

当气温超过 35℃，日照时间超过 12 小时，湿度超过 80%，"情绪中暑"的发生概率会显著上升，"情绪中暑"对于夏季养生和身心健康的危害都非常大，特别是对年老体弱的人群来说。

夏气通心，而暑气很容易伤心，不良情绪易加重心脑血管疾病，甚至会诱发猝死，所以，暑热季节一定要做好养生工作，积极预防"情绪中暑"的发生，学会平和自己的心态，要知道，只有"心静"，才能感觉到"凉爽"。

从中医的角度上说，夏季暑气大，暑气伤人最先伤的是心，大暑之时炎热而多雨，暑湿之气很容易趁机耗伤人的心气，诱发中暑。所以，大暑时一定要做好室内降温，防止长时间在烈日下暴晒，注意劳逸结合。外出活动时最好避开高温的时间段，从事高温作业的人群应当做好充分的营养补给，如绿豆汤、西瓜、酸梅汤等。

当出现了全身显著乏力、头晕、心悸、胸闷、注意力下降、排汗量增大、四肢麻木、恶心、口渴等症状时，大都为中暑先兆，要立刻到通风良好的地方休息，适当补充一些淡盐水、绿豆汤等。

去年夏天，天气炎热，王婶送孙子去机场回家之后就开始胸闷恶心、心烦心悸、口渴引饮、四肢无力、发麻，赶忙到我这儿来就诊，经过一番诊断之后，我断定王婶是由于天气炎热，再加上有些着急而出现了伤暑之症，于是给她开了个祛暑之方，嘱咐她回去之后坚持服上几剂。第二天，王婶的症状就得到了显著缓解。

不过要注意一点，并非所有的暑证都可以通过此方来治疗，暑证有轻重之分，通常情况下可以分成冒暑、伤暑、中暑三种类型。下面就来为大家介绍一下不同类型的暑证所对应的治疗方。

冒暑方

主治症状 胸闷恶心，头昏肢软，尿短口干，或者伴随着发热，舌苔白腻或黄腻，脉濡滑或濡数。

方剂组成 鲜藿香、鲜佩兰各15克，鲜荷叶一角，滑石30克，薄荷3克（后入），甘草3克。

方剂功效 此方之中的藿香、佩兰、荷叶、薄荷有清热解暑、和中升清之功。滑石、甘草能渗湿利水，有清暑解热之功。

伤暑方

主治症状 高热汗出，口渴喜饮，四肢无力，舌红苔黄，脉洪大而数。

方剂组成 生晒参6克（另煎兑入）或党参15克，竹叶、姜半夏各9克，生石膏30克（打，先煎），麦冬10克，粳米20克，鲜荷叶梗30克。

方剂功效 此方剂之中的竹叶、生石膏有清热益气、养阴和胃之功，添加荷叶梗能透暑宣窍。

中暑方

主治症状 烈日下行走或劳作的过程中会感到一阵胸闷头晕，突然昏倒，神志不清，手足逆冷，身热汗出，牙关微紧，脉象洪大无力，或滑数。

方剂组成 生石膏30克（打，先煎），知母12克，麦冬、天花粉各10克，粳米20克，六一散12克（荷叶包刺洞）。

方剂功效 此方剂辛凉清热，麦冬和天花粉可清心养胃、生津；六一散、荷叶有清暑利尿之功。

老中医给家人的健康处方

LAOZHONGYI GEIJIARENDE JIANKANGCHUFANG

胸闷腹胀食欲差，祛除湿阻有良方

一到夏季，不少人就会出现胸腹胀闷、食欲下降、精神疲乏、便溏等症，到医院检查也查不出个所以然，吃些开胃食物或是助消化食物效果也并不是很好，梅玲就是这样一位患者。

对于上述症状，梅玲虽然烦恼，却也无奈。我对她进行了诊断，发现她的舌苔白腻、脉滑数，于是我断定她所出现的是湿阻，也就是湿邪阻在脾胃之中所导致的一系列症状，现代医学称之为肠胃功能失调。

说到这儿可能有些女性朋友会觉得疑惑，湿邪是从何而来？湿邪可能为脾虚所致，也可能是外邪入侵，不过二者之间常常是相互影响的关系。

梅玲身体中的湿邪有外来的，也有脾虚导致的。我给她开了个能够祛除体内湿邪的方剂，嘱咐她回去之后坚持服用。

基本方

主治症状 胸腹胀闷，食欲下降，精神疲惫，大便溏稀。

方剂组成 厚朴6克，干藿香、苍术、干佩兰、制半夏各9克，生薏苡仁18克，白豆蔻3克（后入）。

方剂功效 此方用藿香正气散、平胃散加减，方剂之中的苍术、厚朴有燥湿健脾之功，干藿香、干佩兰、生薏苡仁有和中解暑、醒脾渗湿之功，制半夏、白豆蔻有降逆和胃、行气宽中之功。

大概4个疗程之后，梅玲的病情就得到了显著的好转。除了此方之外，下面这几个方剂也是治疗湿邪停滞于体内的常用方：

藿香正气散

主治症状 恶寒发热，头痛，胸膈满闷，脘腹疼痛，恶心呕吐，肠鸣泄泻，舌苔白腻，山岚瘴疟等。

方剂组成 大腹皮、白芷、紫苏、茯苓（去皮）各30克，半夏曲、白术、陈皮（去白）、厚朴（去粗皮，姜汁炙）、苦桔梗各60克，藿香（去土）90克，甘草（炙）75克。

方剂功效 具有解表化湿、理气和中的功效。

甘露消毒丹

主治症状 发热倦怠，胸闷腹胀，肢酸咽痛，身目发黄，颐肿口渴，小便短赤，泄泻淋浊，舌苔白或厚腻或干黄，脉濡数或滑数。

方剂组成 飞滑石450克，淡黄芩300克，绵茵陈330克，石菖蒲180克，川贝母、木通各150克，藿香、连翘、白蔻仁、薄荷、射干各120克。

方剂功效 具有利湿化浊、清热解毒之功效。主治湿温时疫，邪在气分，湿热并重证。

连朴饮

主治症状 上吐下泻，胸脘痞闷，心烦躁扰，小便短赤，舌苔黄腻，脉滑数。

方剂组成 制厚朴6克，川连（姜汁炒）、石菖蒲、制半夏各3克，香豉（炒）、焦栀各9克，芦根60克。

方剂功效 具有清热化湿、理气和中的功效。主治湿热霍乱。

香砂六君子汤

主治症状 脾胃气虚，痰阻气滞证。呕吐痞闷，不思饮食，脘腹胀痛，消瘦倦怠，或气虚肿满。

方剂组成 白术、茯苓、生姜各6克，甘草、半夏、人参各3克，陈皮、砂仁各2.4克，木香2.1克。

方剂功效 有益气健脾、行气化痰之功。

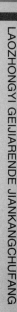

老中医给家人的健康处方

LAOZHONGYI GEIJIARENDE JIANKANGCHUFANG

胃部炎症分多种，对症用方可速愈

随着现代人生活压力的增加，饮食、生活的不规律化，越来越多的人患上了胃病，尤其是慢性胃炎、胃溃疡等症的发生概率正在日趋增多。

小高是某公司的销售精英，为了做好自己的本职工作，销售更多的产品，拿到更多的奖金，小高每天废寝忘食。做销售人员，平时少不了应酬，而提起应酬，喝酒又是必不可少的节目，很多时候甚至要拥有"千杯不倒"的本事才行。

在这种情况下，胃怎么可能受得了？前一阵子，小高突然来到诊所，说自己最近常常上腹部不适、疼痛、食欲下降、恶心、呕吐，而且有大便水样，我检查后发现他患上了急性单纯性糜烂性胃炎，属中医胃脘痛、呕吐、吐泻的范畴。

之所以发生此证，和小高平时的饮食不节、饮酒过量，导致胃部运化失常、升降失司有着密切关系。治疗的过程中应当采用辛开苦降、清热和胃、消导化湿的方法。我给小高开了个药方，嘱咐他回去之后按方服药。1个疗程之后，病情已经基本痊愈，小高很高兴，特意到诊所来道谢。

紫 苏 陈 皮 汤

主治症状 细菌感染引发的急性胃肠炎会表现出胃部不适、疼痛、食欲下降、恶心、呕吐、水样腹泻，甚至会出现发热、失水、酸中毒、休克等。检查报告显示白细胞数量轻度上升，粪便或培养会看到葡萄球菌、沙门氏菌、嗜盐菌。

方剂组成 紫苏梗、藿香梗、制半夏、陈皮、黄芩各9克，厚朴、炒竹茹各6克，生姜4.5克。

方剂功效 此方之中的紫苏梗、藿香梗、生姜有散寒化湿、行气宽中之功；制半夏、陈皮、厚朴有理气健脾、和中降逆之功；配合炒竹茹和黄芩可清热和胃。适用于急性单纯性糜烂性胃炎。

红藤败酱草汤

主治症状 口服腐蚀剂之后，口腔和胸骨后、上腹部会产生剧痛，吞咽时也会疼痛、有困难，常常呕吐，吐出血样黏膜腐片。

方剂组成 红藤18克，败酱草、大蓟各15克，白芍12克，炒黄连、甘草各3克，白及片10克。

方剂功效 此方剂之中的红藤、败酱草有清热解毒、凉血止血、活血行淤之功；白及有收敛止血、消肿生肌之功；炒黄连可清胃火、解热毒；白芍、甘草有柔肝滋阴、缓急定痛之功。适用于急性出血性糜烂性胃炎。

蒲公英汤

主治症状 中上腹部饱闷或疼痛，食欲下降，恶心，呕吐，嗳气；萎缩性胃炎兼消瘦、贫血、腹泻。

方剂组成 蒲公英15克，川楝子9克，丹参、白芍、炒玄胡、生山楂各12克。

方剂功效 此方之中的丹参有活血行淤之功；蒲公英可清热解毒、消痞散结；白芍有柔肝缓急、和胃定痛之功；川楝子、炒玄胡辛苦泄热、疏肝理气；生山楂可增加胃酸、助消化。适用于浅表性、萎缩性胃炎。

茯苓桂枝汤

主治症状 除了会表现出浅表性胃炎的一系列症状外，还可能会表现出上腹痛、消化道出血。

方剂组成 桂枝6克，茯苓15克，白术、炙黄芪、海螵鞘各12克，制半夏、陈皮各9克。

方剂功效 此方之中的桂枝、炙黄芪、白术、茯苓有健脾养胃、通阳化气、和中燥湿之功；制半夏和陈皮有消脾理气之功；海螵鞘有收敛制酸之功。适用于肥厚性胃炎。

老中医给家人的健康处方

LAOZHONGYI GEIJIARENDE JIANKANGCHUFANG

胃下垂高发病，还原"胃"置有良方

胃下垂主要是膈肌悬力不足，支撑内脏器官的韧带变得松弛，或者为腹中内压下降，腹肌松弛而诱发的站立时胃大弯抵至盆腔，胃小弯弧线最低点降至髂嵴连线之下，经常伴随着十二指肠球部改变。胃的正常位置是在腹腔左上方，直立的时候最低点不能超过脐下 2 横指，它的位置比较固定，能够维持胃的正常功能。

刘某，女，36 岁，已经腹胀伴随着打嗝 1 年，时有加重。前不久出现上腹胀痛症状，之后不定时发作，特别是情绪波动后症状显著。最近几个月开始频繁打嗝，特别是生气、饭后。经过一系列的治疗之后无效。后在医院内被诊断是慢性胃炎、胃下垂。我见患者的精神还不错，只是打嗝频繁，仍然腹胀不舒，按之较硬，胃脘嘈杂，饱食后症状更为显著，舌红苔薄黄，脉弦。我给她开了个方子：柴胡、枳实各 10 克，路路通、厚朴、鸡内金、甘草各 20 克，白芍 30 克，蒲公英 40 克。并且嘱咐患者少食多餐，饭后平卧一会儿。连服 5 剂之后，腹胀减轻，打嗝次数变少，不过最后一天出现稀便。改方剂，去蒲公英，加仙鹤草 50 克，白术 20 克，党参 30 克，连服 5 剂善后。

此方之中的柴胡、路路通是疏肝药；白芍敛肝，一疏一敛即可调肝；枳实、厚朴有通降胃气，治打嗝、腹胀之功；鸡内金有健胃消食、加速排空的作用；甘草健脾和胃的同时解毒；蒲公英可以清解肝胃的郁热。郁热尽除后，蒲公英的寒就会伤脾，诱发腹泻，因此后续方剂去之加白术、党参补脾治虚；仙鹤草补气健胃，散淤解毒，涩肠治泄。肝胃调和之后，脾胃健旺，诸症则得到缓解。多服几剂后，中气就会慢慢恢复，纠正胃下垂。

接下来再介绍几个帮胃下垂患者还原"胃"置的方剂。

补中提升汤

主治症状 胃下垂。

方剂组成 黄芪、茯苓、淮山药、紫胡、郁金、白术、枳壳、鸡内金、陈皮、大枣各15克，当归、山楂各20克，党参30克，甘草10克。

方剂功效 补中益气，升阳举陷。

升清降浊汤

主治症状 胃下垂。

方剂组成 沙参、麦冬、紫菀、杏仁、栝楼、麻仁、首乌、枳壳、厚朴、生军各10克。

方剂功效 升清降浊，调和脾胃。

补元复胃汤

主治症状 胃下垂。

方剂组成 鸡内金、党参各12克，白术、茯苓各10克，砂仁、蔻仁、陈皮、枳壳、厚朴、麦芽、谷芽、神曲、甘草、山楂各6克，木香3克，山药15克，大枣6枚。

方剂功效 补中益气，健脾和胃。

陈皮白术汤

主治症状 胃下垂。

方剂组成 柴胡、陈皮各10克，黄芪24克，党参15克，白术、白芍、茯苓、枳实、粉葛根各12克，怀山药30克，炙甘草6克。

方剂功效 益血疏肝，益气健脾，升胃举陷。

老中医给家人的健康处方

LAOZHONGYI GEIJIARENDE JIANKANGCHUFANG

柴胡丹参煎汤

主治症状 胃下垂。

方剂组成 柴胡、佛手、厚朴各10克，丹参、生麦芽各15克，半夏、白芍各12克，砂仁（后下）5克，炙甘草6克。

方剂功效 补气健脾，升提养胃。

枳壳砂仁猪肚

食材选用 猪肚1个，炒枳壳20克，砂仁10克。

食用方法 将猪肚清洗干净之后放入炒枳壳和砂仁，扎好，倒入适量清水煮熟。

食疗功效 温中和胃。

龟肉枳壳汤

食材选用 乌龟肉250克，炒枳壳20克，精盐适量。

食用方法 将乌龟肉切成块状，放入锅中，和炒枳壳一同煮熟，过滤药渣，调入精盐即可。

食疗功效 补气益脾胃，适合胃下垂、子宫脱垂的患者食用。

消化性溃疡怎么办，用对药方腹痛消

记得有一次，一个朋友来诊所看病，当时我看到朋友满面的愁容很是惊讶，以为她已经被确诊患上了什么病症，仔细询问才得知，朋友是被上腹部疼痛困扰住了。

朋友告诉我，自己患上了周期性、节律性上腹痛，这种疼痛很明显和饮食有关，表现出来的是持续性隐痛、胀痛或刀割样痛，常常伴随着反酸、嗳气。

经详细检查后，我断定她所出现的是消化性溃疡。

此证属中医胃脘痛、心痛、饥疝、吐酸、嘈杂、呕吐、便血等范畴。最开始多为饮食不节、酗酒，伤及脾胃，或者情绪不舒、肝气郁结、横逆犯胃引发的。时间久了容易化火，耗伤胃阴，甚至导致气滞血淤，或者脾胃虚寒，遇冷就会疼痛，或者脾气衰弱，无法摄血而便血。

朋友主要表现出的就是上腹疼痛，我给她开了方子，嘱咐她回去之后坚持服药。大概连续服药 3 个疗程之后，朋友的病情基本痊愈。

接来下为大家介绍一下不同证型的消化性溃疡所用的方剂。

紫苏梗汤

方剂组成 佛手柑、紫苏梗、路路通各 9 克，郁金 10 克，制香附、煅瓦楞、白芍各 12 克。

方剂功效 此方之中的紫苏梗、郁金、制香附、佛手柑有疏肝理气、宽中解郁之功；路路通有活血通络之功；白芍柔肝缓急；煅瓦楞制酸止痛。适用于疼痛为主的证型。

丹参白芍汤

方剂组成 丹参 15 克，白芍 12 克，炒枳壳、制半夏、姜竹茹、陈皮各 9 克，砂仁壳 4.5 克（后入）。

方剂功效 此方之中的丹参、白芍有活血祛淤之功；炒枳壳和砂仁壳有醒脾开胃、消胀开痞之功；制半夏、陈皮、姜竹茹可降逆止呕、清热和脾。适用于以疼痛、食入随吐为主的证型。

炒白术止血方

方剂组成 炒白术、龙骨、生地榆各 12 克，艾叶 4.5 克，白及片 10 克，炮姜、炙甘草各 3 克。

方剂功效 此方之中的炒白术、炙甘草有健脾、补中益气之功；生地榆、白及、龙骨、炮姜、艾叶同用，可温经收涩、凉血止血。适用于以大便隐血为主的证型。

老中医给家人的健康处方

LAOZHONGYI GEIJIARENDE JIANKANGCHUFANG

此外，四逆散、归脾汤、黄芪建中汤等均能用于治疗消化性溃疡。可根据方剂所针对的不同症状来进行药方的选择。

四逆散

主治症状 手足不温，或腹痛，或泄利下重，脉弦；肝脾气郁证，胁肋胀闷，脘腹疼痛，脉弦。

方剂组成 甘草（炙）、枳实（破，水渍，炙干）、柴胡、芍药各6克。

方剂功效 具有调和肝脾、透邪解郁、疏肝理脾之功效。

归脾汤

主治症状 主治心脾气血两虚证：心悸怔忡，健忘失眠，盗汗，身体倦怠，食少，面色萎黄，舌淡，苔薄白，脉细弱；脾不统血证：便血，皮下紫癜，崩漏，月经超前，量多色淡，或淋沥不止，舌淡，脉细弱。

方剂组成 白术、当归、白茯苓、黄芪（炒）、龙眼肉、远志、酸枣仁（炒）、人参各3克，木香1.5克，甘草（炙）1克。

方剂功效 具有益气补血、健脾养心之功效。

黄芪建中汤

主治症状 中焦虚寒之虚劳里急证，主治症状包括：腹中时时拘急疼痛，喜温喜按，少气懒言；或心内悸动，虚烦不宁，劳则更甚，面色无华；或伴随着神疲乏力，肢体酸软，手足烦热，咽干口燥，舌淡苔白，脉细弦。

方剂组成 黄芪、白芍各15克，大枣10枚，桂枝、生姜、甘草各10克，饴糖50克。

方剂功效 黄芪、大枣、甘草有补脾益气之功；桂枝、生姜有温阳散寒之功；白芍有缓急止痛之功；饴糖有补脾缓急之功。此方的主要功效是温养脾胃，为治疗虚寒性胃痛的常用方。

肝部问题不用愁，对症取方效果佳

随着人们日常饮食和生活习惯越来越不规律，肝部出现问题的人也越来越多，酒精肝、脂肪肝、肝炎、肝硬化的发病概率日趋增高。

去年，有位40出头的男士来诊所看病，他的肝区刺痛、腹胀、嗳气、食欲下降、乏力、肝脏肿大、有压痛感；慢性活动性肝炎症状较重，而且伴随着低热、体重下降、轻度出血或黄疸、肝脾肿大、肝掌、蜘蛛痣等。

经检查后，我发现他所出现的是迁延性、慢性活动性肝炎，属中医"胁痛"、"肝胀"、"黄疸"等范畴，多为外受疫疠之邪，内有湿热蕴积，肝郁脾滞，久而久之，邪实正虚而引发的。治疗的过程中应当以祛邪扶正为主，通过清热、化湿、解毒、疏肝、利胆、扶正之法来健脾、益气、活血、养血、柔肝等。

我给那位男士开了些中药方，嘱咐他回去之后按方服药，服药6个疗程之后，他的病情就基本痊愈了。

生牡蛎汤

主治症状 易倦，食欲下降，腹泻或便秘，肝脾肿大，蜘蛛痣，腹水，悬垂性水肿，黄疸。检查结果显示，红细胞、白细胞、血小板减少，血沉加速，肝细胞功能不良，凝血异常，X线检查显示脾肿大和胃、食管静脉曲张。

方剂组成 丹参、莪术各15克，当归、郁金各10克，炙鳖甲、炮穿山甲各12克，生牡蛎30克（先煎）。

方剂功效 此方之中的丹参、当归、莪术有活血化淤之功；郁金、炙鳖甲、炮穿山甲、生牡蛎有疏肝理气、通络舒郁、软坚消斑等功效。适用于门静脉性肝硬化。

老中医给家人的健康处方

LAOZHONGYI GEIJIARENDE JIANKANGCHUFANG

白花蛇舌草汤

主治症状 肝区刺痛、腹胀、嗳气、乏力、肝脏肿大、压痛；慢性活动性肝炎症状较为严重，同时伴随着低热、体重下降、轻度出血倾向，或者兼有黄疸、肝脾肿大、肝掌、蜘蛛痔等。

方剂组成 丹参、土茯苓各15克，平地木、岩柏、白花蛇舌草各30克，赤芍、炒白术各12克。

方剂功效 此方之中的炒白术甘温、补脾燥湿；白花蛇舌草、土茯苓、岩柏甘淡微寒、清热解毒、除湿通络；丹参、赤芍、平地木苦平微寒、活血祛淤、凉血渗湿。适用于迁延性、慢性活动性肝炎。

茵陈散

主治症状 早期：黄疣、角膜色素环、肝掌、蜘蛛痣，抓痕部位有蝶形皮肤色素斑，皮肤变粗、变厚，可能和抓伤、维生素A缺乏有关；无黄疸期：少数患者血清胆固醇高达8g/L，掌、跖、胸背皮肤有结节状黄疣，有些分布于沿膝、肘、臀肌腱、神经鞘等处，杵状指，长骨骨膜炎会伴随着疼痛和压痛；黄疸期：黄疸的出现预示着进入了黄疸期，黄疸加深预示着病情已经进入晚期，寿命少于2年，这时经常伴随着骨质疏松、骨软化、椎体压缩，甚至出现肋骨和长骨骨折，均和维生素D代谢障碍有关；终末期：血清胆红素直线上升，肝脾肿大明显，瘙痒，非常疲乏。慢性肝病征象越来越重，伴随着食管胃底静脉曲张破裂出血和腹水的患者越来越多，少数出现角膜色素环，可发生脂肪泻，可产生夜盲、皮肤角化、骨骼变化和凝血机制障碍，最终肝功能衰竭，曲张静脉破裂、肝性脑病、腹水、水肿伴深度黄疸，一般为终末期表现。

方剂组成 茵陈18克，炒白术、茯苓、丹参各12克，郁金10克，黛矾散3克（吞服）。

方剂功效 此方之中的茵陈有清热祛湿之功；炒白术、茯苓有健脾利湿之功；郁金、黛矾散有舒肝郁、退黄疸之功；丹参有活血化淤、软化肝硬化之功。适用于胆汁性肝硬化。

心脏患病别担心，对症用药心得安

心主血脉，其华在面，开窍于舌。平时如果出现了面色晦暗、没有光彩、脉象细弱、唇舌青紫等情况，往往意味着心系统出了问题。

心主神志：如果出现心慌失眠、多梦、神志不宁、谵语狂言，或者脑子迟钝、健忘、精神萎顿，甚至昏迷等，也往往意味着心神被扰，失去正常的功能。

心藏神：即喜与悲都属于心，"神有余则笑不休，神不足则悲"。

心在液为汗：有的人出汗过多，有的人出汗过少，都要问问心呢。因为这可能是心系统的运行出了问题，比如心气虚等。

记得有一年冬天，有位60出头的老人来到诊所，她出现了严重的心律失常，经常表现出心悸、心前区不适、自觉心律不规则、乏力、眩晕、气急等症，而且伴随着血压下降、心力衰竭等。已经到医院做过心电图检查，确诊是心律失常。

心律失常属中医"惊悸"、"怔忡"、"卑慄"、"厥证"、"虚劳"等范畴，多由先天不足，后天失调，或多种疾病引起心脏亏损，气血不和，阴阳失调；或挟气虚生痰，血滞成淤而致。窦性心动过速属心脾劳损，气血亏虚，阴不胜阳，脉来太过，虚火妄动，扰乱心神；窦性心动过缓则为阳不胜阴，脉来不及；过早搏动责在气阴不足，血脉失和，虚热内生，肝阳上扰；房室传导阻滞多属气血不和，又挟痰瘀痹阻；心房颤动多属心营不足，气血失畅，心神不宁；病态窦房结综合征多由心阳不足，脉络淤滞。病虽在心，但与肝、脾、肾密切相关。

治疗心律失常时宜补养气血、调和阴阳为主，兼用化痰浊、祛淤滞以宣通脉络。

对于出现心系统疾病的患者来说，对症治疗很重要，下面就来具体为大家介绍几个治疗心系统疾病的方剂。

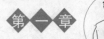

一、心律失常

淮小麦甘草汤

主治症状 心悸、心前区不适、自觉心律不规则、乏力、眩晕、气急等症，而且伴随着血压下降、心力衰竭等。

方剂组成 生铁落（先煎）、淮小麦各30克，麦冬12克，柏子仁10克，生甘草、朱灯芯各3克。

方剂功效 柏子仁、淮小麦养心安神；麦冬、生甘草清心降火；生铁落、朱灯芯镇心宁悸。

麻黄肉桂汤

主治症状 心、脑、肾等脏器血供不足症状。轻者乏力、头晕、记忆力差、反应迟钝等，重者出现黑蒙、晕厥或阿-斯综合征。部分严重患者除了会心悸，还可加重原有心脏病，诱发心力衰竭或心绞痛。心排血量过低会严重影响肾脏等脏器灌注，致少尿等。

方剂组成 麻黄9克（蜜炙），细辛、甘松、炙甘草各4.5克，肉桂3克（后入），党参15克。

方剂功效 党参、肉桂、炙甘草益气扶阳，麻黄、细辛、甘松温通经脉。

党参汤

主治症状 轻者可出现乏力、头昏、眼花、失眠、记忆力差、反应迟钝或易激动等；甚至出现短暂黑蒙、先兆晕厥、晕厥或阿-斯综合征。

方剂组成 党参、丹参各12克，桂枝、制附子各9克（先煎），枸杞子、麦冬各10克，炙甘草6克。

方剂功效 党参、枸杞子、炙甘草益心气、养心血；桂枝、制附子温经脉、振心阳；丹参活血祛淤，配伍麦冬养阴液以制桂、附之温燥。

过早搏动方

主治症状 过早搏动可没有症状，也可有心悸或心跳暂停感。频发的过早搏动会导致由于心排血量减少而乏力、头晕等，原有心脏病者会因此诱发或加重心绞痛、心力衰竭；间歇脉搏缺如。

方剂组成 生地黄、党参各12克，旱莲15克，桂枝、炙甘草各6克，麦冬9克，磁石30克（先煎）。

方剂功效 党参、炙甘草补益心气；生地黄、麦冬、旱莲养阴液、滋阴血；磁石重镇安神、平肝潜阳，配桂枝既可温通血脉，又能减轻炙甘草壅滞之性。

炙黄芪方

主治症状 无症状；心悸或是心搏暂停；疲倦、乏力、头晕、晕厥、心绞痛等。

方剂组成 炙黄芪、全栝楼各12克，川芎、制半夏各9克，薤白头6克，生山楂10克。

方剂功效 炙黄芪、川芎益气活血；全栝楼、薤白头、制半夏温化痰浊；生山楂轻通淤滞。

党参枣仁方

主治症状 心悸、眩晕、胸部不适、气短。

方剂组成 党参、苦参、丹参各15克，五味子3克，桂枝9克，麦冬12克，炙甘草6克，熟枣仁10克。

方剂功效 党参、炙甘草益气以畅血流；麦冬、五味子、熟枣仁养阴血、安心神；桂枝、丹参、苦参温心阳、祛淤滞、通脉络。

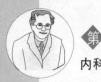
二、心功能不全

生黄芪方

主治症状 呼吸困难、咳嗽、肺郁血重者有咯血、发绀、颈静脉充盈、肝肿大、下垂性水肿，甚者有胸水、腹水等。

方剂组成 生黄芪、葶苈子、益母草各15克，制附子9克（先煎），党参、丹参各12克，炙甘草4.5克。

方剂功效 党参、生黄芪益气；制附子、炙甘草温肾、健脾、益心气；丹参、益母草活血祛瘀；葶苈子泻水定喘。

真武汤

主治症状 主治阳虚水泛证。畏寒肢厥，小便不利，心下悸动不宁，头目眩晕，身体筋肉瞤动，站立不稳，四肢沉重疼痛，水肿，腰以下为甚；或腹痛，泄泻；或咳喘呕逆。舌质淡胖，边有齿痕，舌苔白滑，脉沉细。

方剂组成 茯苓、白芍、生姜（切）、附子（炮，去皮，破八片）各9克，白术6克。

方剂功效 附子是君药，辛甘性热，用其温肾助阳，可化气行水、暖脾土，温运水湿；用茯苓利水渗湿，让水邪从小便去；白术有健脾燥湿之功；佐生姜的温散，能助附子温阳散寒，还可与茯苓、白术一同宣散水湿；白芍为佐药，可利小便以行水气、柔肝缓急以止腹痛、敛阴舒筋以解筋肉瞤动、防止附子燥热伤阴，利于久服缓治。

参附汤

主治症状 元气大亏，阳气暴脱，汗出黏冷，四肢不温，呼吸微弱，或上气喘急，或大便自利，或脐腹疼痛，面色苍白，脉微欲绝。

方剂组成 人参15克，附子（炮，去皮、脐）30克。

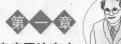

方剂功效 此方之中的人参甘温大补元气；附子大辛大热，温壮元阳，两药搭配，即可达到回阳固脱的目的。

经常出汗也是病，治疗之方有很多

我们都知道，出汗是一种人体常见的排毒方式，可是你知道吗？经常性排汗并非简单的排毒过程，还可能预示着疾病的发生。

前段时间，有个朋友来诊所找我，一进门，我便看到了她那张愁眉不展的脸，仔细询问我才得知，朋友最近一段时间常常睡觉的时候出一身汗，醒来之后发现汗液消失了，并且最近时常觉得浑身乏力，食欲下降，大便不实。我发现朋友的面色萎黄，给她把了把脉，脉细缓，断定她所出现的是盗汗。我给她开了个方子，嘱咐她回去之后按方服药。

大概五六天之后，朋友打电话过来告诉我，说之前盗汗所引发的一系列症状已经得到显著的缓解，让我放心。

朋友出现的盗汗主要为气血不足所致，导致面色无华、心悸不宁、气短神乏、舌淡、脉细沉等，因阴虚热扰而出现的盗汗时间久了会出现久咳虚喘、虚烦不寐、五心烦热、舌红、脉弦等症。

当归盗汗方

主治症状 睡觉时经常出汗，醒来后无汗，面色萎黄，体乏无力，食欲下降，大便不实，脉细缓。

方剂组成 生地黄、熟地黄、当归、白芍各 12 克，浮小麦 30 克，煅龙骨、煅牡蛎各 18 克，炙甘草 3 克。

方剂功效 此方之中的生地黄、熟地黄、白芍、当归有滋阴补血之功；炙甘草有补中益气之功；浮小麦、煅龙骨、煅牡蛎收涩止汗、平肝潜阳。

老中医给家人的健康处方

LAOZHONGYI GEIJIARENDE JIANKANGCHUFANG

自汗方

主治症状 汗出无时，劳动、饭后排汗量会增加，疲乏畏寒，易感冒，脉多濡细。

方剂组成 生黄芪15克，白术12克，防风6克，煅牡蛎、浮小麦各30克，炙甘草3克。

方剂功效 此方之中的生黄芪有固表益气之功；白术、炙甘草有补中健脾之功；防风走表，能助黄芪固表之力；煅牡蛎、浮小麦可收敛固涩、标本兼顾，见效迅速。

当归六黄汤

主治症状 阴虚火旺导致的盗汗。发热盗汗，面红心烦，口干唇燥，大便干结，小便黄赤，舌红苔黄，脉数。

方剂组成 当归、生地黄、熟地黄、黄芩、黄柏、黄连各6克，黄芪12克。

方剂功效 此方之中的当归养血增液，血充，即可制心火；生地、熟地入肝肾、滋肾阴，三者合用，即可让阴血充足，水可制火，一同为君药。盗汗主要为水不济火、火热熏蒸所致，所以臣以黄连清泻心火，黄芩、黄柏泻火除烦，清热坚阴。上述药材同用，热清而火不内扰，阴坚而汗不外泄。汗出过多，致使卫虚不固，因而用黄芪为佐，益气实卫以固表，固未定之阴，合当归、熟地益气养血。此方有滋阴泻火、固表止汗之功。

当归补血汤

主治症状 血虚阳浮发热证；肌热面红，烦渴欲饮，脉洪大而虚，重按无力；妇人经期、产后血虚发热头痛；疮疡溃后久不愈合等。

方剂组成 黄芪30克，当归6克。

方剂功效 黄芪大补肺脾之气，滋生化之源；当归养血合营。

主治症状 主治体虚自汗、盗汗证。常自汗，夜间更为严重，心悸惊惕，短气烦倦，舌淡红，脉细弱。

方剂组成 黄芪（去苗土）、麻黄根（洗）、牡蛎（米泔浸，刷去土，火烧通赤）各30克。

方剂功效 方中煅牡蛎咸涩微寒，敛阴潜阳，固涩止汗，是君药；黄芪味甘微温，益气实卫，固表止汗，是臣药；君臣共辅，即可益气固表、敛阴潜阳；麻黄根甘平，功专收敛止汗，是佐药。

上呼吸道感染不用愁，防治自有妙方

上呼吸道感染简称上感，也叫普通感冒。是鼻腔、咽或喉部急性炎症的总称。广义的上感并非疾病诊断，而是指一组疾病，包含着普通感冒、病毒性咽炎、喉炎、疱疹性咽峡炎、咽结膜热、细菌性扁桃体炎。狭义的上感也叫普通感冒，是指常见的急性呼吸道感染性疾病，大都呈自限性，不过发病率较高。成人每年都会发生此证2～4次，儿童发生此病的概率更高，每年6～8次。此病的发生没有季节限制，不过冬春季节的发生人数较多。

去年冬天，有位女士抱着一个四五岁的孩子来到诊所，孩子的妈妈说，孩子总是打喷嚏、咳嗽、鼻塞、流鼻涕、咽部干痒疼痛、声音嘶哑，而且伴随着低热、乏力、纳减、全身酸痛等症。经过一番检查，发现孩子的血白细胞因合并细菌感染而增加。我断定孩子的病属中医"伤风"、"感冒"的范畴，和天气的转凉、风寒外侵等因素有关，常常会挟湿、挟食、挟暑，治疗的时候应当从疏解外邪着手，兼化湿、消食、消暑。

我给孩子开了个治疗此证的基本方，嘱咐孩子的妈妈回去之后让孩子坚持服上1个星期，根据病情适当减少用药量。

基本方

主治症状 打喷嚏、咳嗽、鼻塞、流涕、咽部干痒疼痛、声音嘶哑，同时伴随着低热、乏力、纳减、全身酸痛等症。

方剂组成 藿香10克，板蓝根18克，一枝黄花30克，甘草3克。

方剂功效 此方之中的藿香可疏表，一枝黄花泄热、辛散，与板蓝根搭配使用可清热解表、凉血解毒，甘草能调和一枝黄花和板蓝根的苦寒。

葱豉汤

主治症状 外感初起，恶寒发热，无汗，头痛鼻塞。

方剂组成 葱白3枚，豆豉6克。

方剂功效 葱白性味辛温，带润，温而不燥；豆豉用黑豆蒸成，苦寒性味已转微温。因此，葱白、豆豉结合微辛微温，发汗而不伤阴，没有凉遏顾虑。

杏苏散

主治症状 主治外感凉燥证，恶寒无汗，头微痛，咳嗽痰稀，鼻塞咽干，苔白脉弦。临床上常用此方治疗上呼吸道感染、慢性支气管炎、肺气肿等证属外感凉燥（或外感风寒轻证）。

方剂组成 苏叶、半夏、茯苓、前胡、杏仁各9克，苦桔梗、枳壳、橘皮各6克，甘草3克，大枣3枚。

方剂功效 此方之中的苏叶辛温不燥，发表散邪，宣发肺气，让凉燥之邪由外散出；杏仁苦温、润，有降利肺气、润燥止咳之功；前胡有疏风散邪、降气化痰之功，既能协同苏叶轻宣达表，又可提升杏仁降气化痰之功；桔梗、枳壳一升一降，能够帮助杏仁、苏叶理肺化痰；半夏、橘皮燥湿化痰，理气行滞；茯苓渗湿健脾，截断生痰源头；大枣调和营卫，进而利解表，滋脾行津，进而润干燥；甘草能调和药性，与桔梗搭配即可宣肺利咽。

老中医给家人的健康处方

LAOZHONGYI GEIJIARENDE JIANKANGCHUFANG

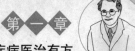

葱豉桔梗汤

主治症状 风温初期，表现出头痛身热，微寒无汗，或有汗不多，咳嗽咽干，心烦口渴，舌尖红赤，苔薄白，脉浮数。现用其治疗感冒、流行性感冒。

方剂组成 葱白10克，苦桔梗、薄荷叶各5克，淡豆豉15克，焦山栀9克，连翘6克，甘草3克，鲜淡竹叶12克。

方剂功效 此方之中的葱白、淡豆豉有解肌发表、疏风散邪之功；薄荷叶、苦桔梗有散风清热之功；连翘、焦山栀有清热解毒之功；甘草与连翘、山栀配合可利咽；淡竹叶有清心除烦之功。

慢性咽喉炎怎么办，用好药方炎症消

慢性咽炎指慢性感染引发的弥漫性咽部病变，主要发生在成年人身上，经常伴随着其他上呼吸道疾病，常常由于急性咽炎反复发作、鼻炎、鼻窦炎的脓液刺激咽部，或鼻塞张口呼吸等发病。慢性咽炎和吸烟有一定关系，所以治疗此证应当先戒烟。

记得有一次同学聚会，席间，同班的李冰突然抱怨起自己的慢性咽炎。原来，几年前，李冰患上了慢性咽炎，常常觉得咽部不适、干痒，并且产生了异物感，声音开始嘶哑，咽部分泌物量增加，伴随着恶心、反射性咳嗽等。

慢性咽炎多属中医阴虚喉痹、虚火乳蛾之范畴，多因素体阴虚、虚火上炎、痰热蕴结、耗伤肺阴和肾阴所致，治疗的时候要以养阴清肺为主，通过采取化痰利咽之法。

虽然此病没有生命威胁，但却会长时间伴随人体，不适感时不时出现，着实让人烦恼。根据朋友的病情，我给他开了个下面这个方剂：

老中医给家人的健康处方

LAOZHONGYI GEIJIARENDE JIANKANGCHUFANG

基本方

方剂组成 大青叶 30 克，生地黄、玄参各 15 克，马勃、木蝴蝶各 4.5 克，甘草 3 克，石斛、胖大海各 9 克，麦冬、栝楼皮各 12 克。

方剂功效 此方之中的生地黄、玄参、麦冬有滋阴凉血、润肺生津之功；大青叶清热解毒、利咽；马勃、甘草有清肺开郁之功，消乳蛾红肿；石斛有生津养胃、清热滋养、润肺益肾、明目强腰之功；栝楼皮有理气除胀、化痰通痹、润肺止咳之功；胖大海可治疗肺热声哑、干咳无痰、咽喉干痛、热结便闭、头痛目赤等症；木蝴蝶有清肺利咽、疏肝和胃之功。

李冰回去之后按照我所开的方剂照方服药，2 个疗程之后病情就已经基本痊愈。接下来再为大家介绍几个常见的治疗慢性咽喉炎的药方：

二至丸

主治症状 肝肾阴虚，眩晕耳鸣，咽干鼻燥，腰膝酸痛，月经量多。

方剂组成 女贞子、墨旱莲各 300 克。

方剂功效 女贞子性味甘平，有益肝补肾之功；墨旱莲性味甘寒，有强阴黑发之功。

养阴清肺汤

主治症状 白喉之阴虚燥热证，喉间起白如腐，不易拭去，而且会逐渐扩展，病变速度很快，咽喉肿痛，最开始发热或不发热，鼻干唇燥，或咳或不咳，呼吸有声，似喘非喘，脉数无力或细数。

方剂组成 大生地 6 克，麦冬、玄参各 9 克，生甘草、薄荷各 3 克，贝母（去心）、丹皮、白芍（炒）各 5 克。

方剂功效 此方之中的大生地甘寒入肾，滋阴壮水，清热凉血；玄参有滋阴降火、解毒利咽之功；麦冬有养阴清肺之功；丹皮有清热凉血、散淤消肿之功；白芍有敛阴和营泄热之功；贝母有清热润肺、化痰散结之功；少量薄荷辛凉散邪，清热利咽；生甘草有清热、解毒利咽、调和诸药之功。上述药材配伍，即可达到养阴清肺、解毒利咽的目的。

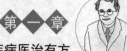
支气管炎成困扰，健康处方排忧解难

支气管炎就是指气管、支气管黏膜和周围组织的慢性非特异性炎症，其主要致病原因为病毒、细菌反复感染，形成支气管慢性非特异性炎症。气温下降、呼吸道小血管痉挛缺血、防御功能降低等均易诱发此证；烟雾粉尘、污染大气等慢性刺激也易诱发此病；吸烟会导致支气管痉挛、黏膜变异、纤毛运动降低、黏液分泌增多等，均易诱发感染；和过敏因素也有关系。

记得有一次，一位年轻的妈妈抱着 3 岁大的宝宝来到诊所，原来，前几天全家人出去拍照，妈妈想着全家人的欢乐时刻不能缺少宝宝，于是也抱着宝宝跟着去了，往返不到 2 个小时。可当天晚上，孩子就开始鼻塞、流鼻涕、咽痛、声音嘶哑、轻微畏寒、发热、头痛、咳嗽，而且伴随着胸骨后疼痛，最开始痰液不容易咳出，但是 2 天之后咳痰松动，从黏液转成黏液性脓痰。

经过听诊，我发现孩子的呼吸声粗糙，而且伴随着干、湿性啰音；X 线检查肺纹变粗，我确定婴儿患的是急性支气管炎。

支气管炎有急慢性之分，对症用药很关键。我给孩子开了 1 个疗程的治疗慢性支气管炎的基本方，嘱咐那位家长回去之后让孩子坚持服药。连续服了 1 个疗程之后，孩子的病情得到了显著改善，2 个疗程之后病情基本痊愈。

一、急性支气管炎

基本方

主治症状 鼻塞、流鼻涕、咽痛、声音嘶哑、轻微畏寒、发热、头痛、咳嗽，而且伴随着胸骨后疼痛，有痰。

方剂组成 蜜炙麻黄、制半夏、橘红各 9 克，茯苓、冬瓜子各 12 克，光杏仁 10 克，甘草 3 克。

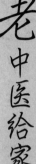

老中医给家人的健康处方

LAOZHONGYI GEIJIARENDE JIANKANGCHUFANG

方剂功效 此方之中的蜜炙麻黄有解表、宣肺之功；制半夏、橘红有燥湿、化痰之功；杏仁有止咳顺气之功；茯苓、甘草有健脾、和中之功；冬瓜子有清肺化痰之功。

二陈汤

主治症状 湿痰证，咳嗽痰多，色白易咯，恶心呕吐，胸膈痞闷，肢体困重，或头眩心悸，舌苔白滑或腻，脉滑。

方剂组成 半夏（汤洗 7 次）、橘红各 15 克，白茯苓 9 克，甘草（炙）4.5 克。

方剂功效 此方之中的半夏辛温性燥，有燥湿化痰之功，而且可和胃降逆；橘红既可理气行滞，又可燥湿化痰。二者相配，既能够增强燥湿化痰之功，还能体现治痰先理气，气顺则痰消。半夏、橘红皆以陈久的较佳，没有过燥的弊端，因此得名"二陈"。佐白茯苓健脾渗湿，渗湿以助化痰，健脾以断生痰的源头；橘红、茯苓针对的是痰因气滞和生痰的源头而设，所以二药是祛痰剂中理气化痰、健脾渗湿的常用之法；甘草可健脾和中、调和药性。

麻杏石甘汤

主治症状 外感风邪，邪热壅肺，身热不解，咳逆气急，鼻煽，口渴，有汗或无汗，舌苔薄白或黄，脉滑而数。

方剂组成 麻黄、杏仁各 9 克，甘草 6 克，石膏 24 克。

方剂功效 麻黄能宣肺、泄邪热，不过其性温，配伍辛甘大寒的石膏，并且用量倍于麻黄，宣肺却不助热，清肺却不留邪，肺气肃降有权，喘急可平，相制为用；杏仁能降肺气，是佐药，助麻黄、石膏清肺平喘；甘草可益气和中，配伍石膏能生津止渴、调和于寒温宣降之间，因此为佐使药。

二、慢性支气管炎

三子化痰汤

主治症状 痰壅气逆食滞证。咳嗽喘逆，痰多胸痞，食少难消，舌苔白腻，脉滑。临床常用于治疗顽固性咳嗽、慢性支气管炎、支气管哮喘、肺心病等痰壅气逆食滞者。

方剂组成 紫苏子、白芥子、莱菔子各9克。

方剂功效 此方之中白芥子有温肺化痰、利气散结之功；紫苏子有降气化痰、止咳平喘之功；莱菔子有消食导滞、下气祛痰之功。

苏子降气汤

主治症状 虚阳上攻、气不升降、上盛下虚、痰涎壅盛、喘嗽短气、胸膈痞闷、咽喉不利，或腰痛脚弱、肢体倦怠，或肢体水肿。

方剂组成 紫苏子、半夏各9克，前胡、厚朴、甘草、当归各6克，陈皮、肉桂各3克，生姜2片，大枣1枚。

方剂功效 紫苏子、半夏有降气化痰、止咳平喘之功；厚朴、前胡、陈皮有下气祛痰之功，能够协助主药治疗上实；肉桂有温肾纳气之功，能够治疗下虚；当归有养血润燥之功，制约燥药伤阴；生姜有宣肺之功；甘草、大枣能调和药性。

固本丸

主治症状 气阴两虚，症见潮热，咳嗽，形体瘦弱，自汗盗汗，乏力或病后津伤。

方剂组成 熟地黄，党参，地黄，天冬，麦冬。

方剂功效 滋阴补气，清肺降火。

老中医给家人的健康处方

LAOZHONGYI GEIJIARENDE JIANKANGCHUFANG

肺炎易得不易治，治疗之方种类多

肺炎指终末气道、肺泡、肺间质的炎症，其致病因素包括细菌、病毒、真菌、寄生虫等致病微生物，放射线、吸入性异物等病理化因素。临床症状包括发热、咳嗽、咳痰、痰中带血，可能会伴随着胸痛或呼吸困难等。幼儿性肺炎的症状常不易察觉，可出现轻微咳嗽。

记得有一年冬天，一位女士焦急地带着 5 岁的女儿来到诊所看病，说孩子咳出的是黄而黏稠的痰，中间还夹杂着血丝，孩子的妈妈非常着急。

我让那位妈妈别着急，坐下来慢慢说，孩子的妈妈说，女儿一开始出现的只是咳嗽，家里人以为孩子出现的只是普通的感冒，给她吃了点感冒药，没想到症状不仅没得到缓解，还发了热，浑身发冷，直哆嗦，呼吸也变得急促起来，到医院一检查是细菌性肺炎，打了几天点滴，虽然热退了，可现在一咳嗽就会胸痛。

我给孩子开了个药方，嘱咐孩子的妈妈回去之后先让孩子服 1 个疗程试试，3 天之后，孩子的妈妈又带着孩子来到诊所，说是复诊，孩子的症状已经明显好转，如今已基本痊愈。

肺炎的诱因很多，只有对症下药才能将其根治。肺炎通常可分成细菌性肺炎、病毒性肺炎、中毒性肺炎三种。

中毒性肺炎方

主治症状 起病急骤，来势凶猛，高热，嗜睡，昏迷，惊厥，循环和呼吸衰竭等。

方剂组成 生地黄、玄参、金银花各 15 克，连翘、牡丹皮各 10 克，水牛角 60 克（先煎），黄连 3 克。

方剂功效 此方之中的生地黄、玄参、牡丹皮有清热、滋阴、凉血散淤之功；金银花、连翘、黄连有清热泻火、凉血解毒之功；水牛角有凉血解毒、清热止痉之功。

细菌性肺炎方

主治症状 咳嗽、咳痰甚多，早期是干咳，之后逐渐出现咳痰，痰量多少不定。痰液大都呈脓性，金葡菌肺炎较典型的痰呈黄色脓性；肺炎链球菌肺炎是铁锈色痰；肺炎杆菌肺炎是砖红色黏冻样；绿脓杆菌肺炎呈淡绿色；厌氧菌感染常伴随着臭味；咯血少见；部分存在胸痛，累及胸膜时呈针刺样痛。下叶肺炎刺激膈胸膜，疼痛会放射到肩部或腹部。全身症状包括头痛、肌肉酸痛、乏力，少数表现出恶心、呕吐、腹胀、腹泻等胃肠道症状，甚至出现嗜睡、意识障碍、惊厥等神经系统症状。

方剂组成 麻黄6克，天浆壳、黄芩、杏仁、桃仁各9克，生石膏30克（先煎），七叶一枝花、鲜茅根各30克，栝楼12克。

方剂功效 麻黄有宣肺之功；杏仁、天浆壳有化痰止咳之功；生石膏、黄芩有清泄肺热之功；桃仁能解血分之郁结；七叶一枝花有清热解毒、退热消肺内胀之功；鲜茅根能清肺胃之热；栝楼有止渴、利尿、镇咳祛痰之功。

病毒性肺炎方

主治症状 发热、头痛、全身酸痛、干咳、肺浸润等。

方剂组成 大青叶、蒲公英、鲜芦根各30克，连翘10克，金银花、生薏苡仁各12克，杏仁、桃仁各9克。

方剂功效 此方之中的大青叶、蒲公英、金银花、连翘有清热解毒、凉血之功；杏仁有止咳定喘之功；桃仁有解血郁之功；生薏苡仁、鲜芦根有清肺、健脾、祛痰之功。

肺结核发病重，推荐几个治疗方

肺结核是结核分枝杆菌诱发的一种慢性传染病，会侵及多个脏器，最常见的是肺部结核感染，主要传染源是排菌者。人在最初感染结核菌的时候不

老中医给家人的健康处方

一定发病，不过一旦抵抗力下降或细胞介导变态反应增高，就可能会导致临床发病。及时、合理地治疗，多数能痊愈。

主要表现有低热、盗汗、乏力、食欲不振等全身症状，以及咳嗽、咯血等呼吸系统症状。严重者可出现干酪样坏死，易于形成空洞。当出现慢性纤维空洞时，常有消瘦、衰弱、贫血、心悸和呼吸困难等并发症，甚者会并发肺气肿、肺心病。本病属中医学肺痨的范畴。

去年冬天，一位患者到诊所来看病，他表现出没有明显诱因的咳嗽、咳痰、低热，神疲乏力，不思饮食，口干舌燥，手足心热，舌质红，脉细带数。到医院检查，确诊为肺结核。我给他开了滋阴润肺化痰方，嘱咐他回去之后按方服药，一段时间之后，症状减轻。

滋阴润肺化痰方

主治症状 因肺结核而出现的咳嗽，主要表现包括：干咳少痰，或咯少量黏白痰，不易咯出，有时痰中带血，胸部隐痛，饮食不香，神疲乏力，口干咽燥，手脚心热，舌质红，脉细带数。

方剂组成 药用北沙参、麦冬、百部、百合、紫菀、玉竹各 10 克，桔梗 8 克，青蒿、地骨皮各 15 克。

方剂功效 滋阴润肺、化痰、清热。

银耳羹

食材选用 银耳 5 克，鸡蛋 1 个，冰糖 60 克。

食用方法 将银耳放入盆内，加适量温水，浸泡半小时以上，待发透后，择去蒂头，拣净杂质，用手将银耳撕成片状。然后倒入干净的锅内，加适量水，置武火上煮沸后，移文火上继续煎熬 2 小时，待银耳炖烂为止。再将冰糖放入另一锅中，加适量的水，置文火上溶化成汁。用纱布过滤，取鸡蛋清，对入清水少许，搅匀后倒入锅中搅拌。待烧沸后，撇去浮沫，将糖汁倒入银耳锅内即可。

食疗功效 养阴润肺，适合肺结核干咳低热等症患者食用。

和解宣化汤

主治症状 阴虚潮热、缠绵不愈，或肺痨发热、口苦、咳嗽有痰、胃纳不香。

方剂组成 银柴胡（水炒）、远志各3克，炙鳖甲、甜杏仁、象贝母、炒谷芽、炒麦芽各9克，竹沥、半夏、紫菀各6克，黄芩（酒炒）、知母（酒炒）、橘红各4.5克，生薏苡仁12克。

方剂功效 和解宣化，凉营退热。

咯血方

主治症状 肺结核中后期，经常咳嗽咯血，或吐血衄血，痰中带血，或见潮热，盗汗，遗精，声嘶失音，舌光绛，脉细数。

方剂组成 生地、茅根各20克，知母、麦冬、丹皮、白及、藕节、花蕊石、阿胶珠、仙鹤草各10克，生荷叶15克。

方剂功效 止咳，泻火止血。

黄芪牡蛎煎汤

主治症状 肺结核盗汗。

方剂组成 生黄芪、生牡蛎、浮小麦各30克，生地、熟地各15克，当归、炒黄柏、炒黄芩、麻黄根各9克，炒胡连6克。

方剂功效 固表止汗，养阴泻火。

百合百部汤

主治症状 盗汗较重的肺结核。

方剂组成 百合30克，百部、浮小麦各15克。

方剂功效 百合滋阴润肺，清心安神；百部润肺止咳；浮小麦有益气、除热、止汗之功。

龟肉羹

食材选用 乌龟1只，生姜、葱白、生粉、精盐各适量。

食用方法 将龟去除龟壳及内脏，取其肉，入沸水锅汆透后，捞出，用凉水冲洗干净，切成肉丁或碎末备用。把切好的龟肉放入锅内，加水适量，煨至烂熟后，加入生姜末和葱末，烧5分钟。加入生粉、精盐，再煮5分钟即可。

食疗功效 养肺补血，滋阴退热，止血止咳，适合肺结核、慢性支气管扩张出血、久咳咯血、阴虚内热、体质虚弱等患者食用。

贫血非小事，对症开方及早治

贫血是指人体外周血红细胞容量减少，已经低过正常范围下限。由于红细胞容量测定比较复杂，所以通常用血红蛋白（Hb）浓度来确定。我国血液病学家认为，我国海平面地区，成年男性 Hb < 120g/L，成年女性（非妊娠）Hb < 110g/L，孕妇 Hb < 100g/L，则说明存在贫血。

前几天，有个30出头的女士来诊所看病，她告诉我，自己最近1年来常常头晕、耳鸣、眼花、畏寒、乏力、倦怠、失眠、食欲减退、心悸。

检查后，我诊断她为缺铁性贫血。属中医"血虚"范畴，多由脾肾不足，不能化生气血，或出血过多所致。治疗时宜以养血益气为主，佐以健脾、和胃、益肾以固本。

根据她的病情，我给她开了个治疗此证的基本方，嘱咐她回去之后按方服药，连续服药6个疗程之后，她的贫血症状就基本痊愈了。

一、缺铁性贫血

基本方

主治症状 头晕，耳鸣，眼花，畏寒，乏力，倦怠，失眠，食欲下降，皮肤黏膜苍白，心悸。

方剂组成 熟地黄、炙黄芪各15克，生白芍、当归各10克，炒白术12克，陈皮9克，大枣5枚。

方剂功效 当归、生白芍、大枣养血活血；炙黄芪益气；熟地黄补血益肾；白术、陈皮健脾和胃。

四物汤

主治症状 痛经，月经不调，流产，不孕症，胎位不正，盆腔炎，血管性神经性头痛等。

方剂组成 熟地黄、白芍各12克，当归10克，川芎8克。

方剂功效 当归甘温和血；川芎辛温活血；白芍酸寒敛血；熟地黄甘平补血。

补虚鸭血方

食材选用 鸭血，盐，首乌酒。

食用方法 取鸭血，加适量水与食盐，隔水蒸熟。调入首乌酒（黄酒亦可）30毫升，再稍蒸后服食。每日1剂，空腹食用，5天为1个疗程。

食疗功效 补血养血。主治贫血，属血虚型，面色苍白或萎黄，头晕目眩，心悸失眠，口唇、爪甲淡白，舌淡，脉细无力。

红枣木耳汤

食材选用 红枣30枚，黑木耳25克。

食用方法 上2味共煎汤，药与汤空腹温热服食。每日1剂。

食疗功效 补血养血。主治贫血，血虚型，面色苍白或萎黄，口唇、爪甲淡白，体虚无力，心悸失眠，头晕目眩，舌淡苔薄白者。

老中医给家人的健康处方

LAOZHONGYI GEIJIARENDE JIANKANGCHUFANG

老中医给家人的健康处方

LAOZHONGYI GEIJIARENDE JIANKANGCHUFANG

归脾汤

主治症状 心悸怔忡，健忘失眠，盗汗，体倦食少，面色萎黄，舌淡，苔薄白，脉细弱；脾不统血证：便血，皮下紫癜，女性崩漏，月经超前，量多色淡，或淋沥不止，舌淡，脉细弱。

方剂组成 白术、当归、白茯苓、黄芪（炒）、龙眼肉、远志、酸枣仁（炒）、人参3克，木香1.5克，甘草（炙）1克。

方剂功效 人参、黄芪、白术、炙甘草甘温，可补脾益气，进而生血，让气旺而血生；当归、龙眼肉甘温补血养心；白茯苓、酸枣仁、远志宁心安神；木香辛香而散，理气醒脾，和大量益气健脾药配伍，可复中焦运化，补而不滞，滋而不腻；酸枣仁可调和脾胃。

二、再生障碍性贫血

急性再生障碍性贫血方

主治症状 贫血呈进行性加重，经常伴随着严重感染和内脏出血。外周血血红蛋白迅速下降。急性再生障碍性贫血发病急，病情重，发展迅速，其主要症状为发热，体温超过38℃，个别患者从发病到死亡都处在难以控制的高温下，大都呈进行性加重，苍白、乏力、头昏、心悸、气短等症状显著。都有程度不同的皮肤黏膜和内脏出血。皮肤出血表现为出血点或大片淤斑，口腔黏膜上有小血泡；存在鼻衄、龈血、眼结合膜出血等。各个脏器都可能存在出血。

方剂组成 生地黄、茜草各15克，牡丹皮10克，犀牛角粉0.9克（吞）、赤芍、土大黄各12克，白花蛇舌草、大青叶各30克。

方剂功效 生地黄、牡丹皮、茜草、赤芍、犀牛角粉凉血止血；土大黄、大青叶、白花蛇舌草清热解毒。

慢性再生障碍性贫血方

主治症状 进行性贫血，乏力，体表及内脏出血及反复感染，甚者合并败血症。检查报告显示：红细胞、白细胞及血小板均减少，网织红细胞减少或消失，骨髓增生低下，巨核细胞减少。

方剂组成 生地黄、熟地黄、枸杞子、白术各12克，炙黄芪18克，党参15克，当归10克，陈皮、鹿角粉各9克（分吞）。

方剂功效 生地黄、熟地黄、枸杞子、鹿角粉补肾；白术、陈皮健脾；当归养血；炙黄芪、党参补气。

糖尿病危害大，中医治方知多少

糖尿病是一种由于胰岛素绝对或相对不足和靶细胞对胰岛素的敏感性降低而引起的全身性疾患。遗传和环境因素为主要病因，某些病毒感染、不良饮食习惯可使患病率显著增加。临床分为 I 型糖尿病、II 型糖尿病等。早期常无症状，典型者多食、善饥、多尿、多饮、口渴、消瘦、乏力，并可出现外阴瘙痒、四肢麻木、疼痛、月经紊乱等。根据世界卫生组织标准，任何时间血糖≥11.1毫摩尔/升或空腹血糖≥7.8毫摩尔/升，即可诊断为糖尿病。

上个月，有位姓朱的女士来诊所看病，她今年54岁，患糖尿病2年多了，多食、多饮、多尿，身体日趋消瘦。检查结果显示：尿比重高，尿糖试验呈阳性，空腹血糖超过130毫克%（7.28毫摩尔每升）；餐后超过170毫克%（9.52毫摩尔每升），应协助诊断。

我给那位女士开了个治疗糖尿病的基本方，嘱咐她回去之后按方服药，连续服用3个疗程之后，病情果然得到了好转。

LAOZHONGYI GEIJIARENDE JIANKANGCHUFANG

老中医给家人的健康处方

基本方

主治症状 多食，多饮，多尿，身体日趋消瘦。

方剂组成 党参、知母各12克，生地黄、山药各15克，天花粉、蚕茧各10克。

方剂功效 生地黄、知母滋阴润燥；党参、天花粉、山药益气生津；蚕茧能止消渴，治小便过多。

增液承气汤

主治症状 热结阴亏证。燥屎不行，下之不通，脘腹胀满，口干唇燥，舌红苔黄，脉细数。临床上常用其治疗急性传染病高热、便秘、津液耗伤较重，痔疮，大便燥结不通，属热结阴亏者。

方剂组成 玄参30克，麦冬（连心）、细生地各24克，大黄9克，芒硝4.5克。

方剂功效 此方重用玄参为君，有滋阴、泄热、通便之功；麦冬、生地为臣，有滋阴生津之功，二者搭配，就是增液汤，有滋阴清热、增液通便之功；大黄、芒硝有泄热通便、软坚润燥之功。

消渴方

主治症状 消渴，易饥多食，口渴多饮，如果出现尿频、浑浊如膏脂之症即为肾虚有热，不宜用此方。

方剂组成 黄连末、天花粉末、牛乳、藕汁、生地汁、姜汁、蜂蜜。

方剂功效 黄连苦寒，可泻心火；生地大寒，可生肾水；花粉、藕汁有降火生津之功；牛乳有补血、润以去燥之功；火退燥除，津生血旺，渴自然消。

高血压缠住身，教你几个治疗方

高血压是以体循环动脉压增高为主要表现的临床综合征，是最常见的心血管疾病。目前我国采用国际上统一的标准，即收缩压≥140毫米汞柱和（或）舒张压≥90毫米汞柱即可诊断为高血压病。根据血压增高的水平分为轻、中、重度高血压。①轻度高血压，收缩压为140～159毫米汞柱和（或）舒张压为90～99毫米汞柱。②中度高血压，收缩压为160～179毫米汞柱和（或）舒张压为100～109毫米汞柱。③重度高血压，收缩压≥180毫米汞柱和（或）舒张压≥110毫米汞柱。

有位老朋友过来探访，吃饭的时候，他突然说起困扰自己十几年的疾病——高血压，症状十分典型：头痛、头晕、失眠、记忆力减退、烦闷、乏力、心悸，甚者左心室肥大兼有劳损，心律失常、高血压脑病、肾毒症等。

检查报告显示：舒张压超过12.7千帕（95毫米汞柱），收缩压高于30.7千帕（160毫米汞柱），二者有一项即可确诊，甚者出现尿蛋白，血中非蛋白氮、尿素氮增高，心电图显示左心室肥厚，酚红试验异常，眼底属Ⅱ～Ⅲ级，血压增高。

中医将高血压归入"眩晕"、"头痛"、"肝火"、"肝阳"、"肝风"等范畴，认为此病是陋志失调，饮食不节，或起居失常，导致肝火上逆，或肝风内动而致。

治疗时宜用平肝潜阳、降火化痰等法，日久肝肾阴阳失调，则宜育阴、助阳、养肝、补肾。

我给他开了个治疗高血压的基本方，嘱咐他回去之后按方服药，大概连续服药3个疗程之后，血压就恢复到了正常水平。

基本方

主治症状 头痛、头晕、失眠、记忆力下降、烦闷、乏力、心悸，甚至出现左心室肥大兼有劳损，心律失常、高血压脑病、肾毒症等。

方剂组成 珍珠母（先煎）、山羊角（先煎）各30克，夏枯草、钩藤（后入）、车前子（包煎）各15克，牛膝、地龙干各12克。

方剂功效 珍珠母、山羊角、夏枯草、钩藤平肝潜阳；牛膝引火下行；车前子、地龙干清肝利尿、舒通经络。

海带决明煎

主治症状 高血压，属肝阳上亢型，眩晕耳鸣，头痛头涨，每因恼怒而症状加剧，舌红苔黄，脉弦。

方剂组成 海带30克，草决明15克。

方剂功效 软坚散结，消痰平喘，通行利尿，减脂降压。

天麻钩藤饮

主治症状 主治肝阳偏亢、肝风上扰证。头痛，眩晕，失眠多梦，或口苦面红，舌红苔黄，脉弦或数。临床上常用其治疗高血压、急性脑血管病、内耳性眩晕等属肝阳上亢、肝风上扰的症状。

方剂组成 天麻90克，川牛膝、钩藤各12克，生决明18克，山栀、杜仲、黄芩、益母草、桑寄生、夜交藤、朱茯神各9克。

方剂功效 此方之中的天麻、钩藤有平肝熄风之功，是君药；生决明咸寒质重，有平肝潜阳、除热明目之功，和君药同用，能增强平肝熄风之力；川牛膝引血下行，而且可活血利水，是臣药；杜仲、桑寄生可补益肝肾以治本；山栀、黄芩有清肝降火之功，以折其亢阳；益母草、川牛膝有活血利水之功，利于平降肝阳；夜交藤、朱茯神有宁心安神之功，是佐药。

（二仙汤）

主治症状 更年期综合征表现出的肾精不足（出现腰酸、膝软、尿频、头晕、目眩、耳鸣、神萎、脉沉细等）和相火旺（出现烘热、汗出、五心烦热、烦躁易怒、口干、便艰、失眠多梦、舌红、虚火上炎等）。

方剂组成 仙茅、仙灵脾、巴戟天、当归各9克，黄柏、知母各6克。

方剂功效 此方之中的仙茅、仙灵脾、巴戟天可温肾阳、补肾精；黄柏、知母有泻肾火、滋肾阴之功；当归有温润养血、调理冲任之功。将上述药材配合在一起，壮阳与滋阴泻火药同用，即可适应阴阳俱虚于下，并且有虚火上炎的复杂之证。此方之中仙茅、仙灵脾是主药，因而为其命名"二仙汤"。

冠心病危害大，选好方剂危险低

冠心病的全称是冠状动脉粥样硬化，是一种由于冠状动脉血管发生动脉粥样硬化病变而导致的血管腔狭窄或阻塞，导致心肌缺血、缺氧或坏死，进而诱发心脏病。冠心病的范围很广，还包含着炎症、栓塞引发的管腔狭窄或闭塞。世界卫生组织将其分成五大类：无症状心肌缺血、心绞痛、心肌梗死、缺血性心力衰竭（缺血性心脏病）、猝死。

记得有一次，一位姓钱的女性来到诊所，她已经年满70，患冠心病很久了，最近一段时间发作得非常频繁。我给她开了黄芪二参汤，连续服药15天之后症状得到了显著缓解，又服用此方的加减方10剂来巩固疗效。

（黄）（芪）（二）（参）（汤）

主治症状 冠心病。

方剂组成 黄芪30克，党参、丹参各20克，川芎、当归、红花各10克。

方剂功效 补气养血，活血通络。

老中医给家人的健康处方

LAOZHONGYI GEIJIARENDE JIANKANGCHUFANG

栝楼薤白白酒汤

主治症状 因冠心病而表现出的胸闷较重而心痛较轻、遇阴天易发作、痛引肩背、气短喘促、肢体沉重、形体肥胖、伴倦怠乏力、纳呆便溏、口黏、恶心、呕吐痰涎，苔白腻或白滑，脉滑。

方剂组成 薤白12克，栝楼24克，白酒适量。

方剂功效 通阳散结，行气祛痰。

龙牡安神汤

主治症状 头晕、心跳、失眠、胸中烦闷、心前区痛、血压高、脉弦细而数、舌质红等症。

方剂组成 生牡蛎、生龙骨、白蒺藜、枸杞子、生地各12克，石决明、桑寄生各30克，丹参20克，川郁金、乌药、杭菊花各9克，百合6克。

方剂功效 育阴潜阳，疏肝理气。

当归二参饮

主治症状 冠心病。

方剂组成 当归、玄参、金银花、丹参、甘草各30克。

方剂功效 活血化淤，解痉止痛。

生姜当归羊肉汤

食材选用 当归6克，羊肉100克，生姜、盐各5克，料酒、葱、清水各适量。

食用方法 将羊肉清洗干净后切成4厘米见方的块状；当归清洗干净之后切成片；生姜清洗干净之后切成片。将羊肉、生姜、当归、料酒、葱、盐一同放到锅中，倒入适量清水，开大火煮沸，之后转成小火继续煮50分钟即可。

食疗功效 去寒活血，宣痹通阳，滋补气血。

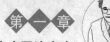
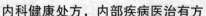

大枣桂枝炖牛肉

食材选用 大枣 10 枚，桂枝 9 克，牛肉 100 克，胡萝卜 200 克，料酒、葱各 10 克，姜、盐各 5 克。

食用方法 把大枣洗净去核，桂枝洗净；牛肉洗净，切 4 厘米见方的块；胡萝卜洗净，也切 4 厘米见方的块；姜拍松，葱切段。然后把牛肉、大枣、桂枝、胡萝卜、料酒、葱、姜、盐放入炖锅内，加入上汤 1000 毫升。再把炖锅置武火上烧沸，再用文火炖煮 1 小时即成。

食疗功效 适用于冠心病血虚寒闭型，症见胸痛彻背，感寒痛甚，面色苍白，四肢厥冷者。

宁心汤

主治症状 气阴两虚，心脉淤阻，虚实相兼。

方剂组成 当归 6 克，孩儿参、丹参、生地、赤芍、白芍、桃仁、茯苓各 9 克，红花、木香各 5 克，川芎、陈皮、炙甘草各 3 克。

方剂功效 益气养阴，活血化淤。

高脂血症危害大，降脂良方知多少

高脂血症就是指血脂水平过高，此现象会直接诱发某些严重危害人体健康的疾病，如动脉粥样硬化、冠心病、胰腺炎等。

孙某，男，66 岁。常感精神抑郁，健忘失眠，口干不思饮食，四肢无力，腹胀便清，舌淡苔白，脉弦细。经过诊断，我确定他出现的是肝郁脾虚型高脂血症，给他开了逍遥散。连续服药一段时间之后症状得到显著缓解，食欲上升，精神状况大有改观。

LAOZHONGYI GEIJIARENDE JIANKANGCHUFANG

老中医给家人的健康处方

LAOZHONGYI GEIJIARENDE JIANKANGCHUFANG

逍遥散

主治症状 肝郁脾虚型高脂血症。

方剂组成 柴胡，当归，白芍，白术，茯苓，炙甘草，郁金，香附。

方剂功效 柴胡疏肝解郁；当归、白芍养血柔肝，特别是当归的芳香能行气，味甘能缓急，为肝郁血虚的要药；白术、茯苓健脾去湿，让运化有权，气血有源；炙甘草益气补中，缓肝急；加郁金、香附可加强疏肝解郁的功效。

山丹饮

主治症状 高脂血症。

方剂组成 山楂50克，丹参30克，玄胡索、菊花、红花各15克，麦芽40克。

方剂功效 消食积，化淤血，理肝气。

柿叶茶

食材选用 嫩柿子叶适量。

食用方法 将嫩柿子叶用铁丝串好，放到80~90℃的热水内浸泡30秒，捞出，放到阴凉的地方风干、切碎，每次取10克，放到沸水中冲泡，代替茶来饮用。

食疗功效 降血脂。

软坚降脂茶

食材选用 鲜山楂250克，陈皮、菊花各50克，香蕉皮100克。

食用方法 将山楂清洗干净之后去掉核、皮；把香蕉和陈皮清洗干净之后切成丝状；菊花挑出其中的杂质。将三者混合在一起，放到通风的地方干燥，干燥之后泡茶即可。

食疗功效 益气软坚，消脂，活血化淤。

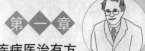
降脂散

主治症状 高脂血症。

方剂组成 荷叶、香橼皮、生山楂、决明子各6克，党参3克，三七1.5克。

方剂功效 化浊降脂。

丹参山楂消脂汤

主治症状 高脂血症。

方剂组成 制首乌、丹参、山楂各15克，黄芪、地龙各12克，陈皮、苍术各6克，赤芍10克。

方剂功效 行气化痰，化淤消脂。

脑血栓血流不通，教你几个治疗方

脑血栓是脑梗死的常见类型，为脑动脉主干或皮质支动脉粥样硬化而致的血管增厚、管腔狭窄闭塞和血栓形成，导致脑局部血流量减少或中断，脑组织缺血、缺氧，最终诱发软组织坏死，表现出局部灶性神经系统症状。

孟某，男，73岁，其左侧口眼歪斜，语言不利，从2天前开始右侧肢体活动障碍，通过CT检查诊断是脑血栓。他的神志清楚，面色苍白，左眼无法闭合，左口角下垂，脉弦数，右侧手脚不能动。最后确诊为中风。我给他开的是基本方加黄芪30克，当归9克，服药2个星期之后，各项指标恢复正常，活动能力也恢复得不错，至今未复发，身体健康。

基本方

主治症状 脑血栓。

方剂组成 丹参20克，川芎10克，红花、桃仁各6克，赤芍、降香各12克。

方剂功效 养血活血，祛风通络，活血通络。

老中医给家人的健康处方

LAOZHONGYI GEIJIARENDE JIANKANGCHUFANG

第一章

内科健康处方，内部疾病医治有方

稀莶草方

主治症状 阴虚热亢，内风暗动，经脉血滞。

方剂组成 制稀莶草50克，盐知母20克，干地黄、当归、菊花、郁金、丹参、枸杞子各15克，龟板、牛膝各10克，炒赤芍29克，黄柏5克。

方剂功效 养阴清热，通经活血。

钩军汤

主治症状 肝阳挟热上犯。

方剂组成 钩藤15克（后下），牡蛎（先煎）、生石决明各30克，生川军4.5克（后下），枳实、茯苓各12克，黄芩、天竺黄、丹皮、炒槐花各9克。

方剂功效 平肝化痰，泻实通腑。

五虫四藤汤

主治症状 血淤阻络。

方剂组成 蜈蚣3条，地龙、忍冬藤、钩藤各15克，乌梢蛇、地鳖虫各9克，全蝎6克，鸡血藤25克，络石藤20克，黄芪90克，丹参30克。

方剂功效 活血化淤，通达脉络。

牛黄清心丸加减

主治症状 有浅、中度昏迷，呼之可有反应，一般无寒热，有半身失灵，言语失利，多有尿闭，便秘，舌苔厚腻，脉象弦滑。

方剂组成 黄连、黄芩、山栀子各9克，郁金10克，牛黄6克，朱砂1克。

方剂功效 芳香开窍，祛风化痰，通腑活络。

固本复元汤

主治症状 气虚血滞，淤痰阻络。

方剂组成 黄芪、丹参、黄精、玄参各15克，鸡血藤20克，海藻12克。

方剂功效 益气养阴，活血养荣，化痰软坚。

补阳还五汤

主治症状 以半身不遂为主，言语失利，便秘，舌质紫暗或淤点，脉弦涩。

方剂组成 黄芪120克，当归尾6克，赤芍5克，地龙、川芎、桃仁、红花各3克。

方剂功效 活血去淤，通络。

玉竹钩藤汤

主治症状 阴虚阳亢，肝阳化风，风痰阻窍。

方剂组成 丹参、玉竹、女贞子、生牡蛎、钩藤、竹茹各12克，白芍15克，麦冬、茯神、柏子仁、知母各9克，远志、石菖蒲各6克，甘草3克。

方剂功效 滋阴潜阳，开窍化痰。

患上痢疾莫慌张，看好证型再开方

痢疾，中医病证名。主要特征为：痢下赤白脓血，腹痛，里急后重。主要为外感时邪疫毒，内伤饮食不洁所致。主要病灶在肠，和脾胃关系密切。病机是湿热、疫毒、寒湿聚于肠腑，气血壅滞，脂膜血络受损，化成脓血，大肠传导失司，进而发展成痢疾。暴痢大都为实证，久痢大都为虚证。

治疗痢疾时，初痢宜通，久痢宜涩，热痢宜清，寒痢宜温，寒热虚实夹杂应当通涩兼施、温清并用。传染性细菌性痢疾、阿米巴痢疾，重在防控传染。

根据痢疾症状的不同将其分成湿热蕴结型、寒湿困脾型、脾阳亏虚型、热毒炽盛型、正虚邪恋型五类。

一、湿热蕴结型痢疾

萝卜汁

食材选用 鲜白萝卜1个，蜂蜜适量。

食用方法 白萝卜榨汁后去渣，加入蜂蜜调匀即可。

食疗功效 治疗痢疾。症见腹部疼痛，大便呈赤白色伴有脓血，每天大便数次到数十次不等，肛门有灼热感，里急后重，舌头发红，舌苔黄腻。

漏芦煮鸡蛋

食材选用 漏芦500克，鸡蛋1个，红糖（或白糖）20克。

食用方法 漏芦加水煮沸5分钟后，放入鸡蛋，蛋熟将壳敲碎再稍煮。

食疗功效 清热解毒，止痢。

蒜泥马齿苋

食材选用 大独蒜15克，鲜马齿苋250克，食盐、酱油、白糖、黑芝麻、葱白各5克，花椒面、味精各少许。

食用方法 马齿苋洗净，斩成5~6厘米长，用沸水烫透，捞出沥干。将马齿苋装盘中抖散，先加食盐拌匀，再放蒜泥、酱油、白糖、葱花、花椒面等调味，最后撒上熟芝麻即可。

食疗功效 清热解毒，杀菌止痢。

二、热毒炽盛型痢疾

马齿苋粥

食材选用 马齿苋、粳米各适量。

食用方法 马齿苋清洗干净之后放入锅中；粳米淘洗干净之后放入锅中。倒入适量清水，一同熬煮成粥即可。

食疗功效 有效治疗痢疾。

三、寒湿困脾型痢疾

猪肾陈皮馄饨

食材选用 猪肾1对，陈皮15克，面粉、花椒水、酱油各适量。

食用方法 将猪肾清洗干净之后研碎，用陈皮末、花椒水、酱油来调味，做成肉馅包馄饨，空腹食用。

食疗功效 止消渴、下痢。适用于腹部疼痛，口黏不渴等症。

附子甜粥

食材选用 白米100克，红糖15克，制附子10克，葱白2根，干姜5克。

食用方法 白米淘洗干净；葱白洗净切段；干姜浸泡后洗净。制附子和干姜放入水中煎煮1个小时后滤渣取汁。白米和葱白放进汁液中煮粥，粥熟后加入红糖。

食疗功效 治疗痢疾。症见脘痞纳少，大便赤白黏冻。

老中医给家人的健康处方

LAOZHONGYI GEIJIARENDE JIANKANGCHUFANG

砂仁烤猪肝

食材选用 猪肝 1 副，砂仁末 100 克。

食用方法 将猪肝清洗干净之后去掉薄膜和筋络，切成薄片；砂仁末撒在猪肝片上，包三层湿纸，放到烤箱内烤熟。

食疗功效 能够很好地治疗痢疾引发的腹泻次数增多。

四、脾阳亏虚型痢疾

大蒜炒鸡蛋

食材选用 大蒜适量，鸡蛋 2 个。

食用方法 将大蒜去皮之后切碎；鸡蛋打散入碗内。先把大蒜放到热锅上炒一会儿，之后放入打好的蛋液炒熟。

食疗功效 治疗痢疾的效果俱佳。

良姜甜粥

食材选用 大米 100 克，红糖 15 克，高良姜 6 克，干姜 5 克。

食用方法 将良姜、大米、干姜一同放入锅中熬煮成粥，之后去掉高良姜、干姜，调入适量红糖即可。

食疗功效 治疗痢疾。

韭菜米粥

食材选用 粳米 100 克，鲜韭菜 40 克，盐适量。

食用方法 将韭菜清洗干净之后切碎；粳米淘洗干净之后放入锅中，加适量清水、盐熬煮成粥，煮沸之后放入韭菜，继续熬煮至粥熟。

食疗功效 健脾暖胃，有效治疗痢疾。

五、正虚邪恋型痢疾

芜荑醋肝

食材选用 猪肝1个，芜荑末适量，浓醋2升。

食用方法 猪肝洗净，和醋一起煮熟切片，撒上芜荑末调味。

食疗功效 对于痢疾引起的水泻很有疗效。

细茶桃仁汁

食材选用 细茶、干姜各6克，核桃仁30克，红糖10克。

食用方法 将干姜、细茶和核桃仁放入水中煎40分钟，滤渣取汁，加入红糖调味即可。

食疗功效 治疗痢疾。

尿路感染排尿难，健康处方解难题

尿路感染又名泌尿系统感染，为尿路上皮对细菌侵入而引发的炎症反应，经常会伴随着菌尿、脓尿。

尿路感染有上尿路感染和下尿路感染之分，可以根据两次感染的关系将其分成孤立或散发性感染、复发性感染，后者可以分成再感染、细菌持续存在，细菌持续存在也被称作复发。根据感染发作过程中的尿路状态又可以将其分成单纯性尿路感染、复杂性尿路感染、尿脓毒血症。尿路感染很容易发生在女性身上，特别是性活跃期和绝经后的女性。

王某，男，表现出尿频尿急，小便涩痛，淋沥不畅，尿色浊红，甚者有小便不通、小腹急满等症，我给他开的是八正散，连续服用一段时间之后，上述症状得到显著缓解。

八正散

主治症状 尿频尿急，小便涩痛，淋沥不畅，尿色浊红，甚者小便不通、小腹急满等。

方剂组成 瞿麦、栀子各 15 克，萹蓄、木通各 10 克，车前子、滑石各 6 克，甘草、灯芯草、大黄各 3 克。

方剂功效 清热泻火，利尿通淋。

益肾温化汤

主治症状 淋症日久、小便频急、小腹坠胀、腰酸乏力、尿有余沥，颜面青黄而暗、舌质淡红、舌体胖大、苔薄白或少，脉多沉弦无力或沉虚。

方剂组成 海金沙 20 克，牛膝 25 克，虎杖、荔枝核、盐茴香、肉桂、威灵仙、萹蓄、瞿麦各 15 克，蒲公英 50 克，仙茅 10 克。

方剂功效 温肾化气，渗湿解毒。

黄芪甘草汤

主治症状 慢性肾盂肾炎。

方剂组成 黄芪 15 克，乳香、没药各 6 克，甘草、杭白菊各 9 克，丹参 12 克。

方剂功效 内托生肌。

玉米须白茅根汤

主治症状 急性尿路感染。

方剂组成 玉米须、白茅根、鱼腥草、白花蛇舌草、蒲公英、金钱草、益母草、败酱草各 30 克，甘草梢 9 克，马齿苋 15 克。

方剂功效 清热，解毒，利尿。

LAOZHONGYI GEIJIARENDE JIANKANGCHUFANG

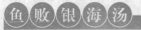

鱼败银海汤

主治症状 尿路感染。

方剂组成 鱼腥草、败酱草、白花蛇舌草各31克，海金沙24克，苦参、黄芩、石韦各12克，地肤子、金银花各18克，车前草、千里光各15克。

方剂功效 清热，解毒，利湿。

玉米须甘草汤

主治症状 尿路感染。

方剂组成 玉米须50克，车前子25克，甘草10克。

方剂功效 清热利尿。

神经衰弱忧虑多，健康处方精神好

神经衰弱是个比较宽泛的词语，包括一部分抑郁、焦虑障碍、紧张性头痛、失眠、消化不良等，指的是在长期的紧张、压力下，表现出精神易兴奋、脑力易疲乏，经常伴随着情绪烦恼、易激惹、睡眠障碍、肌肉紧张性疼痛等。上述症状不能归在脑、躯体疾病及其他精神疾病之中。症状有时轻有时重，波动和心理社会因素有关，病程迁延。

我有个朋友，是某公司的总经理，他非常苦恼，因为他每天晚上都不能好好地睡觉，精神也非常不好，去医院检查说是神经衰弱的症状，起初他并没有在意，这么多年过来了，最近感觉自己的身体每况愈下，压力也非常大，精神已经接近了崩溃的边缘。

我给他推荐了灵芝银耳汤，嘱咐他回去之后每天吃1次或者1个星期吃4次，大概1年之后，朋友的神经衰弱症状就基本痊愈了。

下面来为大家介绍几道常见的治疗神经衰弱的药膳。

灵芝银耳汤

食材选用 灵芝 10 克，银耳 20 克，冰糖 250 克，樱桃 20 颗，水蜜桃 2 个，鸡蛋 1 个。

食用方法 将灵芝清洗干净，切成薄片，然后放入锅中，加入适量的水，小火慢蒸，将汁取出来，将残渣倒掉。然后将银耳放进热水中浸泡半小时，将根脚处的杂质折掉，再放进温水中浸泡直至银耳胀开。将樱桃和水蜜桃中的核去掉，将果肉切成片状，然后放进锅中，放入适量的清水，并将冰糖放进去。将鸡蛋的蛋黄去掉，留下蛋清搅拌均匀，待冰糖完全溶化后放进锅中，等到糖水的泡沫完全浮出水面，用漏勺将泡沫捞出来倒掉，将剩下的全部盛出来放进碗里，用湿布将碗口盖住，放在蒸笼上蒸 2 个小时即可。

食疗功效 灵芝、银耳、樱桃等食物都有补肾、健脑、益肺、养胃的功效，所以对于治疗神经衰弱有非常好的疗效。

小麦黑豆夜交藤汤

食材选用 小麦 45 克，黑豆 30 克，夜交藤 10 克。

食用方法 将上述食材清洗干净后一同放到锅中，倒入适量清水煎煮成汤，弃去小麦、黑豆、夜交藤药渣，喝汤。分成 2 次饮服。

食疗功效 此药膳有滋养心肾、安神之功，能治疗心肾不交而出现的失眠、心烦等症。

鲜花生叶汤

食材选用 鲜花生叶 15 克，赤小豆 30 克，蜂蜜 2 汤匙。

食用方法 将花生叶、赤小豆清洗干净后放到锅中，倒入适量清水煎汤，挑出花生叶，调入蜂蜜，喝汤吃豆。分 2 次饮服。

食疗功效 养血安神，适用于神经衰弱、失眠多梦等症。

老中医给家人的健康处方

LAOZHONGYI GEIJIARENDE JIANKANGCHUFANG

龙眼姜枣汤

食材选用 龙眼肉 10 克，生姜 5 片，大枣 15 枚。

食用方法 挑选上等的龙眼肉；鲜生姜清洗干净之后刮掉外皮，切成片状；大枣清洗干净之后备用。龙眼肉、生姜片、大枣一同放到锅内，倒入适量清水，煎煮至 1 小碗即可。过滤药渣饮汤，分 2 次饮下。

食疗功效 此药膳有补血益气、养血安神之功，适用于中老年人心血不足、失眠、健忘、神经衰弱、贫血等症。

三叉神经痛怎么办，推荐几个止痛方

三叉神经痛的主要表现就是三叉神经分布区内短暂的反复性剧痛，可以分成原发性和继发性两种，前者病因尚不明确。

继发性三叉神经痛又叫症状性三叉神经痛，是颅内、外各种器质性疾病导致的三叉神经痛。表现出类似原发性三叉神经痛在颜面疼痛发作的表现，不过疼痛较轻，发作时间较长，或呈现持续性痛，阵发性加重。

蒋女士，62 岁，患三叉神经痛已有 10 余年。我给她开了当归柴胡加味，连续服药 5 剂后病症痊愈。

搜风解痛汤

主治症状 面颊痛。症见面颊一侧阵发剧痛，每因洗脸、刷牙、进食、说话引起疼痛发作，痛时面颊灼热，痛如刀割，且因疼痛而致面肌抽搐，可见闭目、歪嘴、咬牙、流泪、流涕以及口角流涎等，经过数秒至数分不等，一天发作数次至数十次。未发痛时一如常人。

方剂组成 钩藤、地龙各 24 克，白芷 10 克，秦艽、丹参各 15 克，川芎 9 克，僵蚕、木瓜、大枣各 12 克，全蝎 6 克，白芍 20 克。

方剂功效 搜风祛毒，清热祛淤。

老中医给家人的健康处方

LAOZHONGYI GEIJIARENDE JIANKANGCHUFANG

当归柴胡加味

主治症状 三叉神经痛。

方剂组成 当归、柴胡各12克，白附子、全蝎各6克，僵蚕、川芎、白芷各10克，蜈蚣1条。

方剂功效 搜逐血络，祛风止痉，通络止痛。

清空膏

主治症状 三叉神经痛。

方剂组成 川芎15克，炙甘草45克，黄芩90克，柴胡21克，黄连、羌活、防风各30克。

方剂功效 祛风除湿，清热止痛。

十味止痛汤

主治症状 三叉神经痛。

方剂组成 生石膏30克（先煎），葛根15克，黄芩、荆芥穗、生地各10克，钩藤、苍耳子、蔓荆子各12克，全蝎6克，蜈蚣3条。

方剂功效 清热解痉，驱风散火。

息痛汤

主治症状 风热外袭，阻遏经络；或气血凝滞，脉络失养，血淤不通引发的三叉神经痛。

方剂组成 天麻、钩藤、川芎、白芷、藁本、蔓荆子、僵蚕、全蝎、地龙、蜈蚣各10克。

方剂功效 疏肝通络，活血止痛。

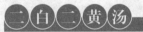

二白二黄汤

主治症状 三叉神经痛。

方剂组成 生地黄、生石膏、神曲各 15 克，白附子、白僵蚕各 10 克，全蝎、酒大黄各 3 克，细辛 2 克。

方剂功效 清热熄风，通络止痛。

紫花前根汤

主治症状 三叉神经痛。

方剂组成 紫花前根 30 ~ 60 克。

方剂功效 治疗三叉神经痛。

治疗面部神经炎，推荐几个精选方

面部神经炎是指原因不明、急性发作的单侧周围性面神经麻痹。多数患者通常在清晨洗脸、漱口时突然发现一侧面颊不灵、嘴歪斜；病侧面部表情肌完全瘫痪的人前额皱纹消失、眼裂扩大、鼻唇沟平坦、口角下垂，露齿的时候口角会向着健侧歪斜；病侧无法做皱额、蹙眉、闭目、鼓气、噘嘴等动作。鼓腮、吹口哨的时候会由于患侧口唇无法闭合而漏气；进食的过程中，食物残渣经常滞留在病侧齿颊间隙中，经常伴随着口水从这一侧淌下；由于泪点随下睑向外翻，导致泪液无法按正常引流而外溢；若面神经炎在鼓索神经近端，同侧舌前 2/3 的味觉会发生障碍，表现出味觉下降、倒错。

几年前，有位面部神经炎患者来到诊所，他所表现出的症状虽然不是非常严重，但是时不时就会突然发作。有时候赶上商业会谈，神经炎发作，然后面部就会不听使唤，这是件非常让人难为情的事情，甚至还因此影响了工作。因此这个患者希望能够尽快治好。

我当时给他推荐的是生姜治疗法，将新鲜的生姜切开，然后用生姜的切口处摩擦患侧上下牙齿，要让生姜的切口反复交替摩擦牙龈，直到牙龈有灼

烧感为止，每天 2 次或 3 次，坚持半个月即可。

那位患者回去之后连续应用此法半个月之后，症状果然得到了缓解，犯病的次数大大减少。

生姜性温，有兴奋、温暖等作用。用生姜摩擦患侧的牙龈，可促进血液的循环，恢复血管弹性，改善面部毛细血管的微循环能力，从而刺激面部的神经，促进神经的修复和再生。一般 2 周左右，就能明显改善面部歪斜的症状，1 个月左右就能治好。

不过也有采用此法一两年才见效的患者，因此千万不要试用几天没有效果就放弃。除了这种方法之外，还可配合吃一些简单的药膳辅助治疗此症。

二芍全虫炖金龟

食材选用 赤芍、白芍、姜各 10 克，全虫 6 克，金龟 1 只（300 克左右），料酒 20 毫升，葱 15 克，盐 4 克。

食用方法 赤芍、白芍润透后切成薄片；全虫烘干后研磨成粉；金龟宰杀后去掉头尾、内膜和爪。金龟放到炖锅中，抹盐、料酒，调入姜、葱、赤芍、白芍，将虫粉抹到龟肉上，倒入适量清水。盛有金龟的炖锅开大火烧沸，之后转成小火炖 45 分钟左右即可。

食疗功效 有滋阴补血、祛风通络之功，适合面部神经炎患者食用。

川芎附子炖羊肉

食材选用 川芎、姜各 10 克，全虫 6 克，羊肉 300 克，附片、葱各 15 克，料酒 20 毫升，盐 4 克。

食用方法 川芎润透切成片状；附片清洗干净后去除杂质；全虫烘干之后研成粉；羊肉清洗干净之后切成 4 厘米见方的块状；姜清洗干净之后切成片；葱清洗干净之后切成段。羊肉放到炖锅中，调入川芎、附片、姜、葱、盐、料酒，加适量清水。炖锅放到大火上烧沸，之后转成小火炖 40 分钟即可。

食疗功效 补益气血，活血通络。适合面部神经炎风寒型患者食用。

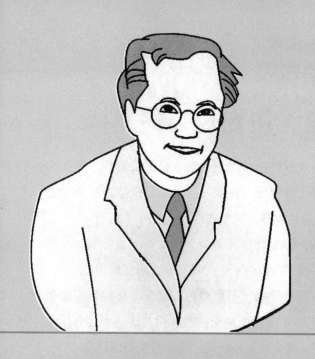

第二章

外科健康处方，
　赶走伤痛一身轻松

老中医给家人的健康处方

LAOZHONGYI GEIJIARENDE JIANKANGCHUFANG

风湿性关节炎，用对药方疼痛祛

风湿性关节炎为常见的急性或慢性结缔组织炎症，会反复发作、累及心脏。临床表现包括关节、肌肉游走性酸楚、疼痛等。属变态反应性疾病。为风湿热的主要表现之一，大都以急性发热、关节疼痛起病。

典型表现为轻度或中度发热，游走性多关节炎，膝、踝、肩、肘、腕等大关节均会受牵连，常见从一个关节转移到另一个关节，病变局部红、肿、灼热、剧痛，部分患者几个关节同时发病。不典型患者仅关节疼痛，不存在其他炎症表现，急性炎症一般在 2~4 个星期消退，没有后遗症，不过会反复发作。如果风湿活动影响到心脏，就会发生心肌炎、遗留心脏瓣膜病变。

从中医的角度上说，此病的发生为风邪、寒邪、湿邪乘虚入袭，导致气血运行不畅，经络阻滞，不通则痛，日久郁而化热，甚则伤阴损阳，缠绵难于根治。治法初起宜祛风散寒、除湿止痛，若化热则宜清热生津，佐以活血通络。

记得有一次，一位姓佟的男士来诊所看病，他关节疼痛，呈多发性，游走性或较固定，可伴有发热，关节红肿灼热，躯干或四肢皮肤出现环形红斑。

我给他开了个治疗风湿性关节炎的基本方，嘱咐他回去之后按方服药，连续服 6 个疗程左右病情就得到了显著好转。

基 本 方

主治症状 关节疼痛，呈多发性，游走性或较固定，可伴随着发热，关节红肿灼热，躯干或四肢皮肤出现环形红斑。

方剂组成 桂枝、制川乌（先煎）各 6~9 克，秦艽 10 克，淫羊藿、鸡血藤各 12 克，豨莶草 30 克。

方剂功效 桂枝、制川乌祛风散寒、温经止痛；秦艽、淫羊藿、豨莶草祛风除湿、舒筋通络；鸡血藤补血、行血活络，甘草缓解川乌毒性。

乌头汤

主治症状 风湿性关节炎、类风湿性关节炎、小儿风湿性舞蹈病、坐骨神经炎、椎管狭窄、腰腿痛等。

方剂组成 麻黄、芍药、黄芪、甘草各9克（炙）、川乌6克（哎咀，以蜜400毫升，煎取200毫升，出乌头）。

方剂功效 麻黄有发汗宣痹之功；乌头可祛寒止痛；芍药、甘草能缓急舒筋；黄芪有益气固卫之功，能助麻黄、乌头温经止痛，还可避免麻黄过于发散；蜜甘缓，能够解乌头的毒。上述药物配伍，可以让寒湿之邪微汗而解，病痛消失。

独活寄生汤

主治症状 主治长时间的痹证，肝肾两虚，气血不足证。腰膝疼痛、痿软，肢节屈伸不利，或麻木不仁，畏寒喜温，心悸气短，舌淡苔白，脉细弱。临床上常用其治疗慢性关节炎、类风湿性关节炎、风湿性坐骨神经痛、腰肌劳损、骨质增生症、小儿麻痹等风寒湿痹日久，正气不足。

方剂组成 独活9克，桑寄生、杜仲、牛膝、细辛、秦艽、茯苓、肉桂心、防风、川芎、人参、甘草、当归、白芍、干地黄各6克。

方剂功效 此方之中的独活为君，辛苦微温，善治伏风，除久痹，性善下行，祛下焦和筋骨间的风寒湿邪；细辛、防风、秦艽、桂心为臣药，细辛入少阴肾经，擅长搜剔阴经之风寒湿邪，除经络留湿；秦艽祛风湿，舒筋络，利关节；桂心温经散寒，通利血脉；防风祛一身之风、胜湿，君臣相伍，即可祛风寒湿邪。此证为痹证日久而出现肝肾两虚，气血不足，所以佐桑寄生、杜仲、牛膝补益肝肾、强壮筋骨，桑寄生兼祛风湿，牛膝可活血、通利肢节筋脉；当归、川芎、干地黄、白芍养血和血；人参、茯苓、甘草健脾益气，将上述药物搭配在一起，即可补肝肾、益气血；白芍和甘草配伍，能柔肝缓急，进而助舒筋；当归、川芎、牛膝、桂心活血；甘草调和药性，兼使药。

老中医给家人的健康处方

LAOZHONGYI GEJIARENDE JIANKANGCHUFANG

蠲痹汤

主治症状 中风身体烦痛，项背拘急，手足冷痹，腰膝沉重，举动艰难。

方剂组成 羌活、独活、秦艽各 3 克，川芎 2.1 克，桂心、甘草（炙）各 1.5 克，海风藤 6 克，当归、桑枝各 9 克，乳香（透明者）、木香各 2.4 克。

方剂功效 祛风除湿，蠲痹止痛。

类风湿性关节炎，用对药方身体更灵活

类风湿关节炎是一种病因未明的慢性、以炎性滑膜炎为主的系统性疾病。主要特点为手、足小关节的多关节、对称性、侵袭性关节炎症，经常伴随着关节外器官受累及血清类风湿因子阳性，可诱发关节畸形、功能丧失。

我认识一个朋友，还不满 40 岁，却患上了类风湿性关节炎。她的病早期为游走性关节红、肿、热、痛，晚期可见对称性关节强硬畸形，日久引起消瘦、贫血、衰弱等全身症状。

从中医的角度上说，类风湿性关节炎多由风邪、寒邪、湿邪侵袭经络，留滞关节，气滞血淤而成；日久可以累及肝肾亏虚，脾弱不为肌肉。治疗时宜祛风化湿、活血行淤、疏通经络、滋养肝肾等法。

我给那位朋友开了些治疗类风湿性关节炎的基本方，嘱咐她回去之后按方服药，连续服药 6 个疗程之后，她的病情基本痊愈。

基本方

主治症状 早期是游走性关节红、肿、热、痛，晚期出现对称性关节强硬畸形，时间久了会导致消瘦、贫血、衰弱等症。

方剂组成 当归、赤芍各 10 克，桂枝 9 克，生薏苡仁 30 克，地龙干、炮穿山甲各 12 克，三七粉 0.9 克，制马钱子 0.06 克（吞服）。

方剂功效 当归、赤芍、三七活血行淤；桂枝、生薏苡仁祛风利湿；地龙干、炮穿山甲、制马钱子活血消肿、通利经络、舒筋止痛。

黄芪贝母汤

主治症状 类风湿性关节炎。

方剂组成 黄芪、忍冬藤各30克，石斛、牛膝各21克，远志、贝母各9克。

方剂功效 益气养阴，清热化痰，活血通络。

木瓜羹

食材选用 木瓜20克，芝麻叶15克，白果12克。

食用方法 水煎服，每日2次。

食疗功效 舒筋活络。适用于类风湿性关节炎。

三痹汤

主治症状 肝肾气血不足，风寒湿痹之虚实夹杂者。手足拘挛，或肢节屈伸不利，或麻木不仁，舌淡苔白，脉细或涩。

方剂组成 黄芪，续断，人参，茯苓，甘草，当归，川芎，白芍，生地，杜仲，川牛膝，桂心，细辛，秦艽，川独活，防风，生姜，大枣。

方剂功效 益气活血，补肾散寒，祛风除湿。

痛风疼痛难忍，中医方帮你缓解疼痛

痛风指由单钠尿酸盐沉积导致的晶体相关性关节病，和嘌呤代谢紊乱、尿酸排泄减少而致的高尿酸血症有直接关系，特指急性特征性关节炎和慢性痛风石疾病。主要包括：急性发作性关节炎、痛风石形成、痛风石性慢性关节炎、尿酸盐肾病、尿酸性尿路结石，症状严重者会出现关节残疾、肾功能不全。痛风经常伴随着腹型肥胖、高脂血症、高血压、2型糖尿病、心血管病等。

朋友是某公司的部门经理，三天两头要陪客户吃饭喝酒，每天都睡得非常晚，由于晚上进食量比较大，朋友的体重直线上升。一天，朋友打车来到诊所，一瘸一拐地走进门，仔细一问才得知，朋友的脚突然红肿起来。

原来，几天前他的脚就已经开始有些疼了，可是他并未放在心上，以为过几天症状自然就能得到缓解了，可早晨醒来之后连走路都有些困难，尤其是大脚趾和脚后跟，更是疼痛难忍。

我刚想伸手摸摸他的脚，他却嚷嚷着："千万别碰，很疼的。"朋友还说，除了脚疼外，最近常常烦躁不安，口干口渴，小便发黄，大便干燥。他的舌苔黄腻，脉滑数，初步诊断为痛风。为了确诊，防止耽误治疗，我给他做了个检查，化验单结果显示尿酸达到了 8.68，超出正常水平，确实是痛风。

我给他开了四妙汤加味，嘱咐他回去之后按方服药，5 天后，朋友脚部的疼痛症状已经减轻，能下床活动了，继续服药 10 天，疼痛感完全消失，到医院又做了次化验，尿酸下降至 6.5，处在正常值 3.4 ~ 7.0 之间。

四妙汤加味

主治症状 受累关节及周围组织红、肿、热、痛和功能受限。

方剂组成 苍术、黄柏、川牛膝、海桐皮、忍冬藤、毛慈姑、豨莶草各 15 克，薏苡仁 30 克，全蝎 5 克，萆薢、虎杖、木瓜各 20 克，蜈蚣 1 条。

方剂功效 黄柏苦寒，善走下焦，可清除下焦湿热，适合骨节、足膝疼痛而无力者；苍术苦温，燥性最烈，可除身体上下内外之湿，配合川牛膝，既可以补肝肾，强筋骨，又可以活血化淤，引血下行，利湿通淋，治疗湿热下注证；薏苡仁具有清热利湿、健脾消痹之功。

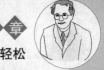

羊踯躅粥

食材选用 羊踯躅 3 克，糯米 30 克，黑豆 25 克。

食用方法 先水煎羊踯躅根，过滤留汁，放入糯米和黑豆熬粥。

食疗功效 养血，祛风，止痛。

芝麻桂膝散

主治症状 痛风，一个或多个关节肿痛，屈伸不利，或足跟肿痛拒按。

方剂组成 桂枝、怀牛膝各 20 克，黑芝麻 120 克，面粉 500 克。

方剂功效 祛风湿，壮筋骨。

肩周炎有压痛，良方助你肩灵动

肩周炎全称肩关节周围炎，主要表现包括肩关节会逐渐产生疼痛，夜间疼痛更甚，肩关节活动受阻，症状会越来越重。此病容易发生在 50 岁左右的人群中，女性的发病率比男性稍微高些，容易发生在体力劳动者身上。得不到有效治疗会严重影响关节活动。关节存在广泛压痛，而且会向着颈部和肘部放射，表现出不同程度的三角肌萎缩。

袁某，女，51 岁，左肩疼痛、活动受到限制 1 年多，曾服用芬必得、双氯芬酸钠等消炎镇痛药，但是效果不显著，希望通过服用中药来治疗。主要症状包括：遇热则痛，遇寒则疼痛更甚；手臂屈伸不利，无法抬举，存在麻木感，恶风寒，舌质淡、苔薄白。我给她推荐调和营卫、温阳散寒、祛湿止痛之方——桂枝加葛根汤加味。连服 5 剂后之后疼痛减轻，功能有所恢复，不过清晨仍然有疼痛感，继续服 5 剂，每天早上热敷患处，助局部阳气运行。内外兼治，1 个月痊愈。

老中医给家人的健康处方

LAOZHONGYI GEIJIARENDE JIANKANGCHUFANG

肩凝汤

主治症状 肩周炎。

方剂组成 羌活18克，当归、丹参、生地、透骨草各30克，桂枝、香附各15克。

方剂功效 活血通络，祛风解凝。

黄芪当归姜汁

主治症状 肩周炎。

方剂组成 穿山甲6克，黄芪60克，炙甘草16克，当归、白芍各20克，大枣、生姜各10克，威灵仙、羌活、桂枝、防风各12克，蜈蚣2条。

方剂功效 补卫气，通经络，散寒湿。

加味乌头汤

主治症状 肩周炎。

方剂组成 川乌、草乌各6克，白芍20克，黄芪30克，甘草6~10克，桂枝、羌活、麻黄、当归各10克。

方剂功效 温经散寒，活血通经，除痹止痛。

桂枝加葛根汤加味

主治症状 遇热则痛，遇寒则疼痛更甚；手臂屈伸不利，无法抬举，存在麻木感，恶风寒，舌质淡、苔薄白。

方剂组成 白芍12克，甘草5克，姜黄、桂枝、生姜、大枣、伸筋草各10克，薏苡仁、附子各30克，细辛3克，葛根、防风各15克。

方剂功效 调和营卫，温阳散寒，祛湿止痛。

独活桂枝汤

主治症状 肩周炎。

方剂组成 独活、秦艽、桂枝、山茱萸各 10 克。

方剂功效 祛风止痛。

蠲痹解凝汤

主治症状 肩周炎。

方剂组成 黄芪、葛根各 20 克，山萸肉、伸筋草、桂枝、姜黄各 10 克，田三七 5 克（研粉吞服），当归、防风各 12 克，秦艽 15 克，甘草 6 克。

方剂功效 补益肝肾，益气活血，化淤通络。

肩痹汤

主治症状 肩周炎，气血不足，风寒湿痹。

方剂组成 桂枝、威灵仙、鹿衔草各 15 克，鸡血藤、黄芪各 30 克，羌活 12 克，煅乳没 9 克，川芎、当归各 10 克。

方剂功效 补气益血，舒筋活络。

坐骨神经痛，推荐几个治疗方

坐骨神经痛指的是以坐骨神经径路和分布区域疼痛为主的综合征，绝大多数病例为继发在坐骨神经局部和周围结构病变对坐骨神经产生的刺激和损害，被称之为继发性坐骨神经痛；少数为原发性，也就是坐骨神经炎。

其临床表现为单侧或双侧起自腰部、臀部或大腿后侧放射至下肢远端的疼痛，疼痛呈现阵发性或持续性，烧灼样或刀割样疼痛，常因行走、咳嗽、弯腰、排便而加剧。

韩某，女，59 岁，右下肢疼痛，由腰臀部向下呈放射性，疼痛持续了 25

天，影响到正常的工作和生活。主要症状包括：畏寒，口干严重，大便困难，舌质红，舌苔白而厚腻，脉缓。患者的腰椎 CT 显示：腰椎骨质增生，腰 3/4、4/5 椎间盘脱出 4～5 毫米，查体：右下肢直腿抬高试验阳性。确诊为腰椎间盘脱出症，腰椎骨质增生，右侧坐骨神经痛。

从她的舌苔脉象确定她为肾亏体质，兼湿热。治疗的过程中应当去湿、补肾，我给她开的是二至丸加味，连续服 7 剂后疼痛减轻。

制南星煎剂

主治症状 坐骨神经痛。

方剂组成 制南星、白芷、黄柏、川芎、红花、羌活各 10 克，威灵仙 25 克，苍术、桃仁、木防己、元胡、独活各 15 克，龙胆草 6 克，神曲、桂枝各 12 克。

方剂功效 祛风除湿，活血化淤，涤痰通络。

二至丸加味

主治症状 肾亏，湿热，腰椎间盘脱出，腰椎骨质增生，右侧坐骨神经痛。

方剂组成 墨旱莲、薏米、怀牛膝、生石膏各 30 克，白术 25 克，女贞子、知母、黄连各 12 克，生姜 3 片，桂枝、大枣各 6 枚。

方剂功效 祛湿、补肾，治疗坐骨神经痛。

独活当归汤

主治症状 坐骨神经痛。

方剂组成 菟丝子、制狗脊、炒杜仲、怀牛膝、生川断、威灵仙、炒白芍各 10～15 克，大熟地 15～20 克，肉桂 5～10 克，党参、炒白术、当归、炙川乌 6～15 克，细辛 3～15 克，独活、防风各 6～12 克。

方剂功效 温补肝肾，益气养血。

白芍牛膝煎汤

主治症状 坐骨神经痛。

方剂组成 白芍80克，牛膝30克，土鳖虫、杜仲各20克，赤芍、甘草各15克。

方剂功效 活血化淤，祛湿通络。

丹参酒

主治症状 坐骨神经痛。

方剂组成 丹参30克，白酒500毫升。

方剂功效 活血祛淤，安神定志，止痛。

乌蝎汤

主治症状 原发性坐骨神经痛。

方剂组成 川乌、草乌、全蝎、桂枝、牛膝、秦艽各10克，白芍18克，细辛3克，甘草6克。

方剂功效 祛风湿，通经络，缓急止痛。

舒筋止痛汤

主治症状 坐骨神经痛偏阴血不足症。主要表现为下肢挛急，抽掣疼痛，屈伸不利。

方剂组成 白芍、木瓜、怀牛膝、伸筋草、鸡血藤各30克，炙甘草、当归各10克，蜈蚣2条。

方剂功效 养血柔肝，舒筋止痛。

老中医给家人的健康处方

LAOZHONGYI GEIJIARENDE JIANKANGCHUFANG

老中医给家人的健康处方

LAOZHONGYI GEIJIARENDE JIANKANGCHUFANG

腰肌劳损不用愁，教你几个治疗方

腰肌劳损，又名功能性腰痛、慢性下腰损伤、腰臀肌筋膜炎等，实际上是腰部肌肉和其附着点筋膜或骨膜的慢性损伤性炎症，为腰痛的常见诱因之一，主要症状为腰或腰骶部胀痛、酸痛，症状反复发作，疼痛会随气候变化、劳累程度而变化，如日间过劳，休息后能减轻，是临床常见病、多发病，致病因素很多。久而久之，会导致肌纤维变性，甚至少量撕裂，出现瘢痕、纤维索条或粘连，遗留长期慢性腰背痛。

记得有一年，一位患有慢性腰肌劳损的女士来诊所看病。她慢性间歇性或持续性腰肌周围酸痛，腰部活动受限制，压痛范围较广泛，无痛定点。

慢性腰肌劳损属中医"腰痛"范畴，多由劳动、运动中用力不当，以致扭伤或劳损。治法宜补肝肾、强筋骨，佐以活血祛淤、散寒止痛。

我给那位女士开了个治疗慢性腰肌劳损的基本方，嘱咐她回去之后按方服药，大概连续吃了4个疗程之后，那位女士的病情就基本痊愈了。接下来为大家介绍几个常见的治疗腰肌劳损的中药方剂。

基本方

主治症状 慢性间歇性或持续性腰肌周围酸痛，症状时轻时重，和劳累、天气变化有关，腰部活动受限，压痛范围较大，没有固定点。

方剂组成 桑寄生18克，补骨脂10克，狗脊、川断、杜仲、牛膝各12克，小茴香4.5克。

方剂功效 桑寄生、狗脊、川断、杜仲可补肝肾、强筋骨，佐补骨脂以温补肾阳，小茴香散寒、理气、止痛，复用牛膝活血祛淤，引药性下行为使。

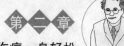

青娥丸

主治症状 肾虚腰痛，起坐不利，膝软乏力。

方剂组成 杜仲（盐炒）480 克，补骨脂（盐炒）240 克，核桃仁（炒）150 克，大蒜 120 克。

方剂功效 补肾强腰。

补肾壮阳汤

主治症状 适用于腰肌劳损、腰部酸痛、遇寒逢劳则腰疼等症。

方剂组成 熟地 15 克，杜仲、狗脊、菟丝子各 12 克，川断、牛膝各 9 克，丝瓜络、肉桂、炮姜各 6 克，生麻黄、白芥子各 3 克。

方剂功效 温经通络，补益肝肾。

韭子桃仁汤

主治症状 炒韭菜子 6 克，胡桃仁 5 个。

方剂组成 将炒韭菜子、胡桃仁一起放入锅中，加清水 200 毫升，大火煮沸 3 分钟，小火煮 10 分钟，加入少许黄酒，分次食用。

方剂功效 韭菜子为温补强壮养生食品，有温肾壮阳之功。胡桃仁为果中第一补品，亦有温肾阳之效。本方壮阳益肾、温暖腰膝，适用于肾阳虚型腰痛，怕冷，遇寒尤剧者。

艾草红枣汤

主治症状 艾草 10 克，红枣 5 枚。

方剂组成 将上药一起加水大火煮沸后，再用小火煮 20 分钟，滤渣取汁饮服。

方剂功效 此汤品可打通气血，舒缓疼痛，有助于改善腰肌劳损的症状。

老中医给家人的健康处方

LAOZHONGYI GEIJIARENDE JIANKANGCHUFANG

老中医给家人的健康处方

LAOZHONGYI GEIJIARENDE JIANKANGCHUFANG

腰背酸痛行动难，就服独活寄生汤

很多人都出现过腰背酸痛的症状，其诱因很多，可能是急、慢性损伤，也可能是炎性病变、脊柱退行性改变、骨发育异常、姿势不当、内脏疾病、精神因素等所致。

张阿姨和我同住一个小区，今年 50 多岁了。一天，我正在诊所看医书，张阿姨的爱人急匆匆地走了进来，说张阿姨这两天腰疼得厉害，卧床不起了，请我去他家一趟。我赶忙放下手中的书，随张阿姨的爱人去了她家。

来到张阿姨家中，我看到张阿姨正躺在床上，看到我们走进来想起身却没能起来。我见到她面色发暗。张阿姨告诉我，自己这几天腰疼得厉害，贴了几贴膏药不见好，眼睛上火，干痛。我让她张开嘴，发现她的舌苔白腻，之后为她把了把脉，脉寸浮滑关尺沉细。张阿姨还告诉我自己最近的胃口不是很好；小便略黄热，大便无异常。

根据她的描述，我诊断出她是寒湿浸注，经络痹阻，郁久化热，灼伤肝肾所致，我给她开了几剂独活寄生汤，嘱咐她回去之后按方服药。连续服药 5 剂之后，张阿姨的腰部疼痛就得到了缓解，可以下床走动了。我又给她开了 10 剂独活寄生汤，在原方的基础上减掉了密蒙花、夏枯草，加豨莶草、鹿含草各 30 克，从那次服过药之后，张阿姨的腰背酸痛至今未复发过。

独活寄生汤的构成药材：独活 45 克，桑寄生、杜仲各 30 克，川断、牛膝、桂枝、党参、茯苓、赤芍、生地、石斛、夏枯草各 15 克，秦艽、白术、密蒙花各 12 克，细辛、防风、炙甘草、当归、川芎各 10 克，用水煎服。

独活寄生汤出自药王孙思邈的《千金要方》，是治疗风湿腰背疼痛的名方。原方构成药材为：独活 90 克，桑寄生、杜仲、牛膝、细辛、秦艽、茯苓、桂心、防风、川芎、地黄、人参、当归、甘草、白芍各 60 克。孙思邈在方剂后面标注了它的功效："夫腰背痛者，皆由肾气虚弱，卧冷湿地当风得之。不时速治，喜流入脚膝为偏枯、冷痹、缓弱疼重，或腰痛、挛脚重痹，宜急服此方。"

其实这句话就是指导致腰背疼痛的原因包括两方面：肾气虚弱，风寒湿冷。

孙思邈针对这两个症状，研制出独活寄生汤，该剂之中的桑寄生、杜仲、牛膝有补养肝肾之功；四物、四君（无白术）有益气养血之功；羌活、独活、秦艽、细辛、防风、桂心有祛风散寒胜湿之功。攻补并用，虚即可受补，邪气即可被祛除，补过之后无邪气，攻击的过程中不会伤及正气，避免了单纯使用祛风湿药物损伤气血的可能。

此方针对的就是风寒湿痹症，即风湿、类风湿，可治疗风寒湿热，其主要症状包括：肝肾不足，气血亏虚，表现出腰腿疼痛，膝关节、肘关节、小关节、手脚会疼痛麻木，发冷，怕冷，越冷越疼，遇暖疼痛缓解。此方还可治疗肝肾不足，表现出腰膝酸软，夜尿多；气血不足，表现出身体倦力、瘦弱，脉象细弱，舌淡苔白，心悸气短。

不过在此强调一点，此方的应用虽然广泛，但服药之前还是应当咨询医师的。而且，此方会对胃肠产生一定的刺激，最好饭后一两个小时后服药。

骨质增生活动难，教你几个治疗方

骨质增生又名增生性骨关节病，指的是增生性病变导致的局部或牵涉神经区域麻木酸痛，甚至影响到了正常的活动过程。常见症状是腰椎骨质增生。

骨质增生分为原发性和继发性两种。原发性又叫特发性，主要表现是人体自然老化，不多见；继发性以后天慢性劳损、外伤为主，比较多见。

原发性骨关节病为人体成熟之后逐渐老化、退行性变之后在骨关节方面的表现，而继发性骨关节病是某些已知原因导致的关节退行性变。

王某，男，48岁，形体偏瘦，骨关节病处疼痛，局部产生灼热感，遇热疼痛更甚，遇冷疼痛减轻，关节屈伸不利，面色潮红，唇干口苦，二便短少，或者伴随着头晕、耳鸣、腰膝酸软、烦躁不安、夜眠不实、舌红苔少、舌质红绛、脉弦细数。

经过诊断，我断定这位男士出现的是肝肾阴虚型骨质增生症。给他开了生熟地黄煎，嘱咐他回去之后按方服药，一段时间之后，疼痛减轻，活动也变得灵活多了。

生熟地黄煎

主治症状 肝肾阴虚型骨质增生。

方剂组成 生、熟地黄各20克，山萸肉、黄柏各8克，淮山药、丹皮、泽泻、知母各10克，茯苓、白芍、威灵仙各12克，制马钱子末0.3克（冲服）。

方剂功效 养阴清热，滋补肝肾。

益肾坚骨汤

主治症状 各型骨质增生。

方剂组成 骨碎补、菟丝子、狗脊、川断、枸杞子、当归、白芍、川芎各12克，鸡血藤、黄芪各30克，补骨脂15克，干地黄20克。

方剂功效 和络止痛，益肾养血。

骨刺散

主治症状 骨质增生。

方剂组成 乌梢蛇60克，透骨草、当归、防风、地鳖虫各36克，威灵仙72克，没药、降香各20克。

方剂功效 舒筋活络。

益精壮骨汤

主治症状 腰椎肥大症。

方剂组成 熟地15克，白术10克，龟板30克，大枣10枚。

方剂功效 补精添髓，养血止痛。

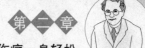

增生汤

主治症状 骨质增生疼痛。

方剂组成 泽兰、红花、川芎、莪术、萆薢草各 6 克，穿山甲、当归、续断、木瓜、怀牛膝、鹿衔草各 9 克，甘草、制草乌、制川乌各 3 克，白花蛇 1 条。

方剂功效 散淤逐湿，通络止痛。

龟鳖汤

主治症状 腰椎骨质增生症。

方剂组成 龟板、鳖甲、生黄芪、续断、白芍、山萸各 15 克，补骨脂、当归、丹皮、泽泻、党参、淮山药各 10 克，熟地黄 20 克。

方剂功效 补肾益气，强腰益精。

骨质灵

主治症状 骨质增生症。

方剂组成 鹿衔草、白芍各 20 克，威灵仙 12 克，乌梅、赤芍、骨碎补各 10 克，鸡血藤 15 克，甘草 5 克。

方剂功效 补肝益肾，舒筋止痛。

阑尾炎疼痛剧，中医健方缓疼痛

阑尾炎为多种因素导致的炎性改变，是一种外科常见病，主要发生在青年人的身上，男性的发生概率比女性大。临床上多见急性阑尾炎，各个年龄阶段均可发病。

急性阑尾炎是外科最常见的急腹症之一，其表现为中上腹或脐周疼痛，

老中医给家人的健康处方

LAOZHONGYI GEIJIARENDE JIANKANGCHUFANG

逐渐加剧，几小时后疼痛转移到右下腹，呈持续痛，可伴有恶心呕吐、食欲减退。

慢性阑尾炎临床表现为右下腹隐隐作痛，不似急性者剧烈，不发热。中医称之为"腹痛"，其基本病机为气滞血淤，邪毒凝滞。

朱某，女，25 岁，急性阑尾炎患者，确诊之后开方陈皮川楝子煎汤，连续服用 3 剂之后症状消失，继续服用 3 剂后痊愈，至今未复发。

陈皮川楝子煎汤

主治症状 阑尾炎。

方剂组成 陈皮、青皮、炒枳壳、连翘、甘草各 10 克，二花、蒲公英各 15 克，乳香 12 克，川楝子 20 克。

方剂功效 理气泄热，解毒散结。

红藤桃仁煎

主治症状 肠痈初期。症见腹痛阵作，初为绕脐疼痛，随即转为右下腹持续作痛，按之痛剧，腹皮微急，右脚常喜蜷曲，发热恶寒，恶心呕吐，大便不爽，或秘结难通，舌苔腻薄而黄，脉紧数有力。

方剂组成 红藤 30 克，丹皮、桃仁各 10 克，紫花地丁、连翘、白芍、冬瓜仁、郁李仁各 15 克。

方剂功效 祛淤荡积，泄热解毒。

阑尾清解汤

主治症状 急性阑尾炎。

方剂组成 金银花 60 克，大黄 25 克，蒲公英、冬瓜仁各 30 克，牡丹皮 15 克，川楝子、生甘草各 10 克，木香 6 克。

方剂功效 清热解毒，攻下散结，行气活血。

大黄牡丹皮汤

主治症状 阑尾炎初期，表现出发热、白细胞正常或很高，腹痛局限，压痛仅出现在右下腹，出现反跳痛。

方剂组成 川楝子、金银花各15克，延胡索、牡丹皮、桃仁、大黄（后下）、木香各9克。

方剂功效 行气活血，清热解毒。

麻仁汤

主治症状 急性阑尾炎初期。

方剂组成 紫花地丁、火麻仁各30克，黑芝麻15克，松子仁10克。

方剂功效 清热解毒，润肠通便。

解毒消痈汤

主治症状 慢性阑尾炎。

方剂组成 红藤30克，金银花、赤芍各15克，当归、川厚朴各9克，生薏苡仁18克，火麻仁12克。

方剂功效 清热解毒，消痈散结。

内痔外痔混合痔，中医老方都见效

痔疮是一种位于肛门处的常见病，可能发生在任何年龄阶段，随着年龄的增长，发病率会逐渐上升。在我国，痔为常见的肛肠疾病，有"十男九痔"、"十女十痔"之说。

根据痔的发生部位不同，可以将其分成内痔、外痔、混合痔三种。肛管皮肤和直肠黏膜连接处有条锯齿状的可见线叫肛管齿状线。齿状线以上

老中医给家人的健康处方

LAOZHONGYI GEIJIARENDE JIANKANGCHUFANG

为内痔，为肛垫的支持结构、静脉丛及动静脉吻合支发生病理改变或移位，被覆直肠黏膜，因内括约肌收缩，肛垫以 Y 型沟分为左侧、右前侧、右后侧三块，所以内痔经常出现在左侧、右前侧和右后侧；齿状线以下是外痔，被覆肛管黏膜，可分成结缔组织性外痔、静脉曲张性外痔、血栓性外痔；兼内痔和外痔的是混合痔，为内痔通过静脉丛和相应外痔融合，也就是上、下静脉丛吻合，混合痔脱于肛门外，呈梅花状为环形痔，被括约肌嵌顿为嵌顿性痔。

曾有位 40 岁左右的男性患者因受痔疮困扰而找到我，他说自己最近不知什么原因长了痔疮，肿胀疼痛，出血，坐立难安，饮食无味，难受异常，问我有没有什么良方能医此病。我问他平时的饮食状况怎么样，他说自己平时喜欢吃辣味菜肴，而且有喝酒的习惯。我嘱咐他回去之后戒掉辛辣食物和酒，同时熬些槐花糯米粥来吃。那位患者回家连续吃了一段时间的槐花糯米粥后，症状果然得到了缓解。

槐花糯米粥

食材选用 槐花、糯米、白糖各适量。

食用方法 将槐花和糯米清洗干净后放入锅中，倒入适量清水后一同熬煮成粥，加入适量白糖，趁热服食，每天吃 2 次。

食疗功效 槐花有止血凉血之功，常用来治疗便血、痔疮等症；糯米性甘平，具有温暖脾胃、补中益气之功，适合于食欲不佳的患者食用。

香蕉粥

食材选用 香蕉 250 克，大米 50 克，水适量。

食用方法 香蕉扒皮，和大米一起放到锅内，倒入适量清水，熬成粥。每天早、晚服食。如存在便秘，可在粥内加点香油。

食疗功效 清热，解毒，润肠。适合痔疮出血、便秘、发热等症患者食用。

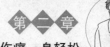
白糖炖鱼肚

食材选用 白砂糖、鱼肚各 50 克。

食用方法 将鱼肚、白砂糖一同放到砂锅中，倒入适量清水，炖熟即可。

食疗功效 止血消肿。适用于痔疮。

煮羊血

食材选用 羊血 200 克，食盐、米醋各适量。

食用方法 将羊血清洗干净之后切成小块，放到碗内，倒入米醋，煮熟之后调入少量食盐，吃羊血。

食疗功效 化淤止血。适用于内痔出血、大便出血等症。

小腿痉挛怎么办，就找芍药甘草汤

小腿肌肉痉挛的主要表现包括：小腿肌肉突然变得很硬，疼痛异常，会持续几秒到数十秒，常见诱因包括：寒冷刺激、肌肉连续收缩迅速、出汗量大、疲劳过度、缺钙等。

几年前的冬天，有一位 60 多岁的老人拄着拐杖来到诊所，老人的步履蹒跚，每走一步似乎都费了九牛二虎之力。

我扶着老人家坐下，然后仔细询问老人的病情。原来，最近几年，老人不知为什么腿脚突然行走困难，只得依靠拐杖，到处抓药也不见效，中西药都吃了不少。后来老人的儿子听人说通过按摩能够治疗腿疾，便带着老人去做按摩，可按摩的费用很高，老人实在不想铺张浪费，去了几次后就说什么也不肯去了，之后有人向老人推荐了我的诊所，老人家就赶了过来。我摸了摸老人腿部的肌肉，发现和正常人的肌肉不同，绷得很紧。看样子老人的腿疾已经不是一天两天的事了，并且是因受寒所致。老人还说，自己最近的心

老中医给家人的健康处方

LAOZHONGYI GEIJIARENDE JIANKANGCHUFANG

情很差，看什么都不太顺眼，经常摔东西砸碗不吃饭，生气过后又会觉得其实没什么可气的。

听完老人的叙述，我给她开了几服芍药甘草汤，嘱咐老人回去之后按方服药。6 天之后，老人前来复诊，腿部症状已经缓解了很多，老人的心情也变得好多了，不过走路仍然不是太利索。

我又继续为老人开了 2 个月的芍药甘草汤加味，2 个月的药都服完之后，老人的腿部疾病就痊愈了。老人体内的寒气淤积已久，所以要通过长期治疗才可见效。

芍药甘草汤的组方：药白芍 30 克，炙甘草 10 克，筋草 10 克，木瓜 10 克，炮附子 10 克，苏梗 6 克。共 6 剂。

冬季出现腿脚抽搐的主要诱因为：腓肠肌抽搐，血管在降温过程中大幅度收缩；肌肉疲劳导致小腿抽筋。而芍药甘草汤具有松弛、舒缓之功，针对的就是酸痛紧绷、情绪紧张、脉弦等中医上所说的肝郁气滞之证，通过服用此方来均可得到缓解。

芍药甘草汤出自张仲景的《伤寒论》，原方剂的组方：白芍 20 克，甘草 20 克，用水煎服或代茶饮。此方之中的芍药性酸，酸入肝，肝处在将军之位，主谋虑，益阴和营；甘草性甘，归十二经，具有解毒、祛痰、止痛、解痉、抗癌等功效，还可补脾益气，滋咳润肺，缓急解毒，调和诸药。

将入十二经的甘草与入筋骨的芍药联合应用，酸甘化阴，阴复则筋得养，脚挛自愈。芍药、甘草之中都有镇静、镇痛、解热、抗炎、松弛平滑肌的成分。因此，此方能柔肝舒筋、缓急止痛、敛津液、养阴血。

在芍药甘草汤之中添加筋草、木瓜可以在一定程度上舒筋活络、缓急止痛，治疗腓肠肌痉挛；添加炮附子，能治疗腿脚受凉；添加苏梗能在一定程度上舒缓老人的情绪。

跌打、挫伤很难免，健康处方治外伤

跌打损伤包括刺伤、擦伤、运动损伤等，伤口多伴随着疼痛、肿胀、出血、骨折、脱臼等，甚至包括内脏损伤，以软组织损伤为主。在日常生活中，跌打损伤如家常便饭。

挫伤主要指的是直接暴力、跌扑撞击、重物挤压等作用导致人体软组织闭合性损伤，主要为直接作用的局部皮下或深部组织损伤，轻者局部血肿、瘀血，重者肌肉肌腱断裂、关节错缝、血管神经损伤，甚至会伤害到脏腑静脉、气血，导致严重内伤。

李某，男，50岁，下楼时不小心迈空，腿骨骨折，经过一番必要的处理之后，我给他开了三七鸡骨汤，嘱咐他回去之后每天喝上1次，有助于骨骼的恢复。

下面就来为大家简单介绍几个有治疗跌打、挫伤的健康处方。

三七鸡骨汤

食材选用 三七粉10克，鸡骨、盐各适量。

食用方法 将鸡腿上的肉剔掉，剩下骨头，可以稍微带点肉，用刀背将鸡骨砸裂，之后放入三七粉熬汤，加盐调味即可。

食疗功效 三七能够将鸡骨里面的有效成分溶解出来，利于人体吸收，充分发挥出三七的活血化瘀之功。

松叶末浸酒

食材选用 松树叶、米酒各适量。

食用方法 将松树叶子切碎、捣烂，之后倒入1杯米酒浸泡、饮用，第二天跌打损伤症状即可得到改善。

食疗功效 松叶性燥质利，炒黑后可祛风湿。

老中医给家人的健康处方

LAOZHONGYI GEIJIARENDE JIANKANGCHUFANG

艾蒿膏

方剂组成 艾草叶、根、葱、醋各适量。

具体操作 将艾草的叶、根和葱切碎后捣烂，倒入适量醋熬至黏稠，装入广口瓶内，发生跌打损伤、挫伤时，将其倒于纱布上，敷在患处，疼痛、发热就会迅速消失。

方剂功效 艾蒿的根、叶和醋均有止血、消炎之功；葱虽有刺激性，不过可促进患处血液循环，血液循环得到了改善，伤口自然能及早愈合。

七厘散

主治症状 外伤血淤肿痛、外伤出血、扭伤等症。

方剂组成 血竭、乳香（制）、没药（制）、红花各5克，儿茶7.5克，朱砂4克，冰片、麝香各0.4克。

方剂功效 活血化淤、消肿止痛。此方剂中的血竭、乳香、没药、红花均有活血散淤、消肿定痛之功，和有行气通络之功的麝香、冰片配合在一起，不仅能行气血，还能在麝香引导下活血通络，到达任何病变部位，充分发挥活血化淤的作用；血竭止血生肌，与功效相同的儿茶搭配，可防止继续出血，促进伤口愈合，佐朱砂可宁神、解毒。

虎杖根汤

方剂组成 虎杖根适量。

具体做法 取一把虎杖根，倒入3碗水，煎至汤变成茶色，温度适宜后饮用，每天饮用3次。

方剂功效 虎杖内含蓼甙、有机酸、葡萄糖甙、多糖等物质，有清热解毒、清凉解暑、健胃清食之功，而虎杖根有活血散瘀、祛风解毒、消炎止痛等功效。孕妇慎用。

咸梅汁

方剂组成 熟梅子、盐各 1000 克。

具体操作 取熟梅子放到干净的容器内，撒入 1000 克盐腌制，至浓稠的梅子汁腌出来后过滤，留咸梅汁，之后将纱布放到梅子汁内，浸透后敷于患处，用绷带将其固定好，敷 10 天左右即可痊愈。每天早、晚分别换一次纱布。轻症者敷 3~4 天。伤势严重者加 20 克紫苏叶效果更佳。

方剂功效 梅子有止痛、解毒之功，不管是跌打损伤还是挫伤，都要及早温敷、更换药物，以确保血液循环畅通，助伤者早日痊愈。

黑木耳红糖泥敷

方剂组成 黑木耳、红糖各适量。

具体操作 将泡发的黑木耳放入干净的容器中，加适量红糖，用竹筒将其捣成泥，外敷在患处。

方剂功效 治疗骨折、跌打损伤、痈肿疮毒。

三七叶泥敷

方剂组成 白背三七适量。

具体操作 将白背三七清洗干净后捣烂，敷在创面上，之后再将三大片鲜三七叶敷在上面，用绷带扎好，每天换 1 次药。

方剂功效 三七也叫参三七、田七、金不换，生用可活血化淤、消肿止痛，镇痛作用较强。血虚或血热患者禁用。

蜇伤很常见，几个小方祛痛消肿

夏季出行、郊游，尤其是在野外郊游的时候，被各种虫类蜇伤是常见的

老中医给家人的健康处方

LAOZHONGYI GEIJIARENDE JIANKANGCHUFANG

事情，虽然蜇伤的伤口很小，但却疼痛难忍，要好一会儿才能"缓过劲儿"，此时就算之前有再好的心情现在也笑不出来了。

小悠，5岁，被蜜蜂蜇伤。其奶奶用吃剩下的柿子蒂擦拭小悠被蜇伤的地方，一会儿的功夫，疼痛感就消失了，肿胀消退了。青涩的柿子蒂内富含类丹宁酸物质，有消炎、收敛之功。

其实，类似的缓解蜇伤的方剂很多，下面就来为大家介绍一些对付虫蜂蜇伤的方法。

金银花合剂煎

主治症状 蜈蚣咬伤。

方剂组成 金银花、威灵仙、大黄、五灵脂、木通、白芷、连翘各10克，吴茱萸、炙甘草各6克，细辛、没药各3克。

方剂功效 清热解毒，消肿止痛，祛淤散邪。

毛蓼叶子外敷

方剂组成 毛蓼叶子适量。

具体操作 将毛蓼叶子捣烂后敷在被叮咬处，可以治疗外感发热、喉蛾、泄泻、痈肿、蛇虫叮咬等。

方剂功效 毛蓼全草有抗菌之功，其根部有非常强的收敛之功，揉搓其生叶，直接涂于被蚊虫叮咬处即可。

腥草雄黄散

方剂组成 鱼腥草、甘草粉、雄黄各等量。

具体操作 将上述药材研末外敷。

方剂功效 清热解毒。适用于蜈蚣、毒虫咬伤。

老中医给家人的健康处方

LAOZHONGYI GEJIARENDE JIANKANGCHUFANG

铁角凤尾草外敷

方剂组成 鲜铁角凤尾草适量。

具体操作 将铁角凤尾草清洗干净后放到口内嚼碎，之后连同唾液一起敷在伤口处即可止痛、消肿。对被叮咬后没能及时处理而出现的肿胀也有不错的疗效。

方剂功效 铁角凤尾草味淡、性凉，叶片内含黏液，有清热解毒、渗湿、调经止痛、散淤之功，外敷可治疗烧伤、烫伤、外伤出血、毒蛇咬伤等。将其放到口内嚼碎后敷在患处，其涩味与唾液均有止血、消毒、消炎之功。

洋葱外敷

方剂组成 洋葱适量。

具体操作 将洋葱放到案板上切碎，之后将切碎的洋葱连同汁液涂抹于伤口上，用纱布包裹好，疼痛可迅速消失。

方剂功效 适用于轻度蜈蚣蜇伤。洋葱内富含灰分、黏液质，能中和、缓和被蜇伤的部位。

灵蒲散

主治症状 蝎刺蜇伤。

方剂组成 五灵脂、生蒲黄各 10 克，研末醋冲服。

方剂功效 活血，消肿，止痛。

夏麻梅菖芷散

方剂组成 生半夏、天麻、乌梅、石菖蒲、白芷各 6 克。

具体操作 研末调水外敷。

方剂功效 解毒消肿，活血止痛。适用于蜂、蝎蜇伤。

乌头散

方剂组成 生乌头数枚。

具体操作 将上述药材研成末状，调糊外敷。

方剂功效 解毒消肿。适合蜂、蝎蜇伤，蜈蚣咬伤，蚂蟥叮伤，毒蛇咬伤。

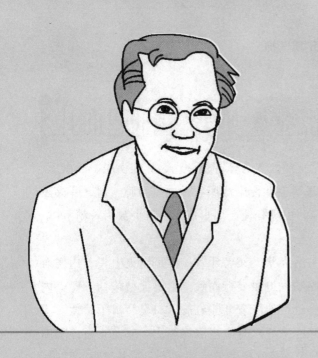

第三章

五官科健康处方，
　　五官决定精气神

老中医给家人的健康处方

鼻衄、齿衄别慌张，妙方为你把血止

鼻衄又名流鼻血，是一种常见病，多为鼻部受外伤、鼻腔疾患、高血压、缺乏维生素 C 或维生素 K、伤寒等急性传染病所致。主要为肺、胃、肝火热偏盛，迫血妄行，致使血溢清道，由鼻孔流出而形成，也有少数为肾精亏虚、气虚不摄所致。

齿衄，以牙龈齿缝出血为主治症状，又名牙宣，多是胃火上炎、灼伤血络，或为肾阴亏虚，致使虚火内动，迫血妄行而致。主要证型包括：胃火内炽型齿衄，出血量较大，血色鲜红，伴随着牙龈红肿、口臭、口干思饮、头痛、便秘、舌红苔黄、脉滑数等症，治疗时应当清胃泻火、凉血止血；阴虚火炎型齿衄，出血量少，血色黯淡，经常伴随着齿摇而浮、头晕目眩、耳鸣、腰背酸楚、干不思饮，舌红少苔或无苔，脉细数。治疗时应当从滋阴降火、凉血止血方面着手。

前几天，朋友的女儿张晓来家里做客，席间，她问我一件事："我最近刷牙的时候牙龈会出血，是不是得了什么病了啊？"我让张晓张开嘴，发现她的牙龈上的确有少量出血，血色鲜红。不过她患的只是轻微的牙龈炎，中医称之为齿衄。我给她开了个方子，嘱咐她回去之后按方服药，连续服上 1 个星期之后，张晓打电话告诉我说牙龈出血的现象已经消失了。

一、齿　衄

基本方

主治症状 轻微牙龈炎。

方剂组成 生地黄 15 克，生石膏 30 克（打），牛膝、知母各 12 克，麦冬 10 克，甘草 3 克，鲜芦根 1 枝。

方剂功效 生石膏可清阳明胃热；生地黄滋肾水以制火；知母滋肾润燥；麦冬养阴清肺，和生地黄同用，苦甘而化阴；鲜芦根清肺胃热、生津止渴。

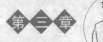

知柏八味丸

主治症状 有阴虚火旺之象，表现出面色红润，精神兴奋，舌质红，舌苔黄腻，脉象弦滑或尺脉旺。

方剂组成 丹皮、白茯苓、泽泻、黄柏盐水炒、知母盐水炒各150克，山药、山茱萸肉各200克，熟地黄400克蒸捣。

方剂功效 滋阴降火。

玉女煎

主治症状 胃热阴虚证；头痛，牙痛，齿松牙衄，烦热干渴，舌红苔黄而干；消渴，消谷善饥等。临床上常用其治牙龈炎、糖尿病、急性口腔炎等胃热阴虚之证。

方剂组成 石膏9～15克，熟地9～30克，麦冬6克，知母、牛膝各5克。

方剂功效 石膏辛甘大寒，清胃火，是君药；熟地黄甘而微温，滋肾水之不足，是臣药；二者配伍，清火壮水，虚实兼顾；知母苦寒质润、滋清，能助石膏清胃热、止烦渴，还可助熟地滋养肾阴；麦冬微苦甘寒，可助熟地滋肾，还可润胃燥、清心除烦，二者同是佐药；牛膝导热引血下行，能补肝肾，是佐使药，可降上炎之火，止上溢之血。

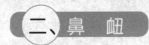

二、鼻衄

茜根散

主治症状 鼻衄不止，心神烦闷。

方剂组成 茜草根、黄芩、阿胶（蛤粉炒）、侧柏叶、生地黄各30克，甘草（炙）15克。

方剂功效 有滋阴清热、止血凉血之功。

犀角地黄汤

主治症状 热入血分证，热扰心神，身热谵语，舌绛起刺，脉细数；热伤血络，斑色紫黑、吐血、衄血、便血、尿血等，舌绛红，脉数；蓄血淤热，喜忘如狂。

方剂组成 犀角（水牛角代替）30克，生地24克，赤芍12克，丹皮9克。

方剂功效 此方之中的犀角苦咸寒，有凉血清心解毒之功，是君药；生地甘苦寒，有凉血滋阴生津之功，能助犀角清热凉血止血，恢复已失的阴血；赤芍、丹皮有清热凉血、活血散淤之功，是佐药。

龙胆泻肝汤

主治症状 肝胆实火上炎证，头痛目赤，胁痛，口苦，耳聋，耳肿，舌红苔黄，脉弦细有力；肝经湿热下注证，阴肿，阴痒，筋痿，阴汗，小便淋浊，或妇女带下黄臭等，舌红苔黄腻，脉弦数有力。

方剂组成 龙胆草（酒炒）、生甘草各6克，黄芩（酒炒）、山栀子（酒炒）、木通、车前子各9克，泽泻12克，当归（酒炒）8克，生地黄20克，柴胡10克。

方剂功效 方中龙胆草大苦大寒，可清利肝胆实火、清利肝经湿热，是君药；黄芩、山栀子苦寒泻火，燥湿清热，是臣药；泽泻、木通、车前子渗湿泄热，导热下行；实火伤阴血，当归、生地养血滋阴，邪去而免伤阴血；柴胡舒畅肝经之气，引药归肝经；甘草调和诸药，是佐使药。

鼻炎惹人烦，用好小方效果佳

一天，一位30出头的女士来到诊所看病，一说话，我就听出了她的声音不对，鼻子明显不通气。

我让那位女士坐下来慢慢说自己哪里不舒服，她说最近不知怎么的，经常鼻痒、流鼻涕，前几天到医院做了个检查，发现自己得了过敏性鼻炎，医院的医生告诉她这个病很难彻底治愈，给她开了瓶喷雾剂，嘱咐她鼻子难受的时候就喷上几下，最开始用那个喷雾剂效果还是不错的，只可惜没用两天效果就不怎么明显了，她实在不想自己整天一副淌着鼻涕的邋遢模样，急着治好过敏性鼻炎，后经人介绍找到我。

我告诉那位女士，过敏性鼻炎确实很难彻底治愈，不过还是比较容易控制的，之后给她推荐了个偏方——辣椒水涂鼻子。嘱咐她回去之后按照我教给她的方法操作，大概半年之后我进行回访时，她告诉我过敏性鼻炎已经痊愈。

一、过敏性鼻炎

搓 鼻 法

主治症状 鼻痒，流鼻涕。

具体操作 双手的中指或食指沿鼻梁两侧的迎香穴（即鼻翼根部）上下反复搓，力度稍重，搓至发热即可。

按摩功效 这种搓鼻法能刺激鼻部穴位，以疏通鼻部经络。有的医生经常会通过针刺患者鼻部穴位的方法来防治过敏性鼻炎。

清 鼻 丸

主治症状 鼻痒，流鼻涕。

方剂组成 防风、路路通各9克，乌梅、蝉蜕、五味子各4.5克，甘草3克。

方剂功效 此方之中的防风、路路通有祛风通络之功；乌梅、五味子可敛肺；蝉蜕、甘草有散风热、和脾气之功，而且能镇静脱敏。

LAOZHONGYI GEIJIARENDE JIANKANGCHUFANG

老中医给家人的健康处方

LAOZHONGYI GEJIARENDE JIANKANGCHUFANG

辣椒水涂鼻

主治症状 鼻痒，流鼻涕。

具体操作 取 1～2 个干红辣椒，放到开水中冲泡 10 分钟或用小火煮 10 分钟，之后取棉签，蘸取辣椒水，伸到两个鼻孔中涂抹，涂抹的范围要尽可能大些，每天涂抹 1 次，1 个星期为 1 疗程。

方剂功效 鼻子接触过敏原后，鼻腔黏膜会发炎，导致过敏性鼻炎，炎症过程需要 P 物质参与，它是广泛分布在神经纤维里的一种神经肽。一旦鼻腔里的 P 物质消失，过敏性鼻炎就不会再复发了。辣椒水中富含辣椒素，会消耗鼻腔内的 P 物质，至其完全消除后，再接触过敏原鼻炎也不会发作了。

二、慢性鼻炎

基本方

主治症状 经常鼻痒，间歇或持续鼻塞，鼻内有分泌物。

方剂组成 藿香、荆芥、苍耳子各 9 克，辛荑 5 克，龙胆草 6 克，薄荷 3 克（后入）。

方剂功效 此方之中的藿香芳香化浊，荆芥、辛荑、苍耳子、薄荷有祛风散热、通鼻窍之功；龙胆草能够降胆上逆之火。

清肝保脑丸

主治症状 用于湿浊内蕴、胆经郁火引发的鼻塞、流清涕或浊涕、前额头痛。

方剂组成 藿香叶 15 克，猪胆汁 1 枚。

方剂功效 芳香化浊，清热通窍。

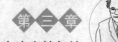
口腔炎症最易患，治疗之方多又多

如今，口腔炎症已经成为高发病，指口颊、舌边、上颚、齿龈等处出现溃疡，周围红肿作痛，溃面发生糜烂。从中医的角度上说是脾胃积热、心火上炎、虚火上浮所致。

哥哥从小就很容易发生口腔溃疡，用一些相应的药物后虽然有效，但还是会反复发作。后来我对他进行了一番诊治，发现他出现的口腔溃疡为阴液亏损、虚火上浮所致，属于慢性口腔溃疡。于是给他开了个方子，嘱咐他回去之后按方服药。

哥哥按照我的嘱咐按方服药，口腔溃疡终于消失了。

不过，口腔溃疡有急慢性之分，只有对症用药，才能将疾病根治。

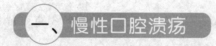

一、慢性口腔溃疡

知母黄柏汤

主治症状 慢性口腔溃疡。

方剂组成 生地黄、知母各 12 克，生白芍 10 克，牡丹皮、当归、黄柏各 9 克，川芎 4.5 克，肉桂 3 克（后入）。

方剂功效 当归、川芎、生地黄、白芍养阴血，知母、牡丹皮、黄柏滋阴液，酌加少量肉桂入肾以引火归元。

知柏地黄丸

主治症状 阴虚火旺，潮热盗汗，口干咽痛，耳鸣遗精，小便短赤。

方剂组成 熟地黄 15 克，山茱萸（制）、知母各 12 克，牡丹皮 9 克，山药、茯苓、泽泻、黄柏各 10 克。

方剂功效 滋阴清热。

老中医给家人的健康处方

LAOZHONGYI GEIJIARENDE JIANKANGCHUFANG

老中医给家人的健康处方

清除脾胃积热方

主治症状 口舌多处糜烂生疮，疮面红肿，灼热疼痛，甚至口臭牙龈肿痛，伴随着口渴多饮，尿黄便秘，舌红苔黄，脉滑数。

方剂组成 山栀、黄芩、连翘各 12 克，芒硝 3 克，大黄、黄连、竹叶各 10 克，薄荷、甘草各 8 克。

方剂功效 清热泻火，荡涤胃热。

二、急性口腔炎

基本方

主治症状 发热，口内灼热，黏膜潮红，疼痛，流涎。

方剂组成 一枝黄花 20 克，黄连、甘草各 3 克，黄芩、炒栀子各 9 克，制大黄 4.5 克，芒硝 12 克（冲入）。

方剂功效 一枝黄花清热解毒，黄连、黄芩、炒栀子清热凉血；制大黄、芒硝泻火解毒、通便导滞。

竹叶石膏汤

主治症状 伤寒、温病、暑病余热未清，气津两伤证。身热多汗，心胸烦热，气逆欲呕，口干喜饮，气短神疲，或虚烦不寐，舌红少苔，脉虚数。临床上经常用此方治疗流脑后期、夏季热、中暑等余热未清、气津两伤等证。

方剂组成 石膏 50 克，人参、竹叶、甘草各 6 克，麦冬 20 克，半夏 9 克，粳米 10 克。

方剂功效 方剂之中的竹叶、石膏能透气分余热，除烦止呕；人参配麦冬，可补气养阴生津；半夏有和胃降逆止呕之功；甘草、粳米有和脾养胃之功。

泻心汤

主治症状 邪火内炽，迫血妄行，吐血，衄血，便秘溲赤；或湿热内蕴成黄疸，胸痞烦热；三焦积热，目赤肿，口舌生疮，外证疮疡，心胸烦闷，大便秘结；湿热黄疸，胸内烦热痞满，舌苔黄腻，脉数实。

方剂组成 大黄10克，黄连、黄芩各5克。

方剂功效 黄连泻中焦火；大黄泻下焦火；黄芩泻中焦火。

凉膈散

主治症状 中焦邪郁生热证，面赤唇焦，胸膈烦躁，口舌生疮，谵语狂妄，或咽痛吐衄，便秘溲赤，或大便不畅，舌红苔黄，脉滑数。临床上常用其治疗咽炎、口腔炎、急性扁桃体炎、胆道感染、急性黄疸型肝炎等上中二焦火热之证。

方剂组成 川大黄、朴硝、甘草各600克，山栀子仁、薄荷叶（去梗）、黄芩各300克，连翘1250克。

方剂功效 此方之中的连翘轻清透散，擅长清热解毒，清透上焦之热；黄芩清透上焦和胸膈之热；栀子清利三焦之热，通利小便，引火下行；大黄、栀子有泻下通便之功；薄荷有清利头目、利咽之功；竹叶能清上焦之热。

雾霾影响鼻和喉，教你几个治疗方

鼻喉是重要的呼吸器官。其中，鼻子是七窍的总窍，从刚出生起就开始工作，直到寿终正寝，即使我们在睡觉，它仍然在不停地工作着。因此，一旦鼻子出了问题，身体健康就会受到威胁。现在生活中，雾霾、汽车尾气等导致的空气污染越来越严重，我们必须好好关注鼻子的安危。

鼻子是人体第一道抵御外来病邪的"长城"，既然它是疾病发生的通道，那么我们治疗的时候也可以从鼻子入手。

冬雾又号称"冬季杀手"，加上工业废气、汽车尾气、空气灰尘、细菌和病毒等污染物附在水滴上，日常生活、出行中，这些物质会危害人体的呼吸道，可能会导致急性上呼吸道感染、急性气管支气管炎、肺炎、哮喘发作，诱发或加重慢性支气管炎等。尤其是孩子，呼吸道系统尚且柔嫩，肺泡数量少，弹力纤维还没有发育完全，间质发育旺盛，易受到呼吸道病毒感染。长时间待在雾中，易诱发气管炎、喉炎、肺炎、哮喘、鼻炎、眼结膜炎、过敏性疾病等，还会影响到幼儿、青少年的生长发育和体质。

去年冬季，北京的雾下得很大，由于吸入的空气质量变差，刺激到鼻道，外甥女的鼻子变得不怎么灵敏了，而且有些发塞，呼吸不顺畅。我给外甥女推荐了个熏鼻的方法，第一次熏完呼吸就顺畅多了。下面就来为大家介绍几种雾霾天气中保护鼻喉的方剂。

金银花甘桔汤

食材选用 金银花、甘草、桔梗各10克。

食用方法 将上述药材放入干净的容器中，泡茶或煮茶，嗓子不舒服或是有雾霾的时候就喝上3~5天。

食疗功效 润嗓子，预防咳嗽。

熏鼻方

方剂组成 千锤打10克（瑶药，可用菊花15克代替），金耳环10克（瑶药，可用白芷15克代替），辛夷花、苍耳各15克，木香、蝉蜕、千年沉樟、一枝蒿各10克。

具体操作 将药材放入砂锅里，一些在熬煮过程中会挥发香气的药材尽量晚放，否则药性会早早挥发。等到开锅之后3~5分钟开始熏鼻，每次5~8分钟，每日晚间熏1次即可。熏鼻过程中，要采用深呼吸，并不断调节距离和温度。

方剂功效 防治轻度鼻炎。

老中医给家人的健康处方

LAOZHONGYI GEIJIARENDE JIANKANGCHUFANG

老中医给家人的健康处方

LAOZHONGYI GEIJIARENDE JIANKANGCHUFANG

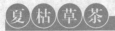夏枯草茶

食材选用 夏枯草6克。

食用方法 将夏枯草放到茶杯内，倒入适量沸水，盖好盖闷泡15分钟，代替茶来饮用。每天1剂，频饮。

食疗功效 散郁结，润喉。

红眼病莫担心，中医推荐治愈方

红眼病即流行性出血性结膜炎，是一种暴发流行、剧烈的急性结膜炎，主要发生在夏、秋季节。此病发病急、传染性强、刺激症状重，结膜高度充血、水肿，合并结膜下出血、角膜损害、耳前淋巴腺肿大。

一次，有位40岁出头的女士来到诊所，她患上了"红眼病"，无论今人还是古人，对红眼病都是心存顾忌的。事实上，只要做好个人卫生，不要轻易揉眼，饭前便后养成洗手的好习惯，也就不会轻易被传染。那位女士说，本以为涂点消炎的眼药水或眼药膏就能好，却没想到一连涂了几天都没见好转，只好来到诊所诊治。

我看了看她的眼睛，里面有水样分泌物，量多，但不黏稠。判断她所患的红眼病应该是病毒感染引发的，所以使用抗炎性眼药水是没有作用的。我给她推荐了一个偏方——野菊花洗眼法，每天洗2~3次，连续洗了几天之后，那位女士的红眼病就痊愈了。

野菊花洗眼法

方剂组成 野菊花40克。

具体操作 将野菊花全部放入干净的杯子里，倒入适量开水冲泡5~10分钟，等到水温适宜后清洗患眼至少10分钟，水液要尽可能进入眼皮下，让眼睛充分接触到野菊花水，每天清洗2~3次。

方剂功效 野菊花中富含黄酮类物质，具有非常好的抗菌和抗病毒功效。之所以要清洗患处 10 分钟以上，目的是让野菊花水在眼睛里保存的时间更久些，同时冲洗局部泌物，更快、更有效地为眼睛消炎消肿，帮助眼睛恢复到健康的状态。

轻症煎剂

主治症状 病轻者，为风热上攻。症状为眼红、痒痛交作、畏光流泪、怕热、目中干涩有异物感、眼分泌物黄白而结。

方剂组成 银花、连翘、野菊花、夏枯草各 15 克，竹叶、薄荷、桔梗、大力子各 9 克，芦根 18 克，甘草 3 克。

方剂功效 疏风散热，解毒。

重症方

主治症状 一眼或双眼满目发红，甚至出现小出血点，胞肿显著，眼痛头痛，眼分泌物多、黏结，或流淡血水，眼内灼热，怕光。

方剂组成 柴胡、板蓝根、野菊花各 15 克，黄连、黄芩、陈皮、大力子、薄荷、僵蚕、升麻、大黄各 9 克，元参 12 克，甘草 3 克。

方剂功效 泻火解毒。

牙痛扰人寝食，推荐几个健康处方

牙痛指牙齿由于各种原因而出现的疼痛，是口腔疾患中的常见症状，经常出现在龋齿、牙髓炎、根尖周炎、牙外伤、牙本质过敏、楔状缺损等症上。

一天，一位老人来到诊所，右手捂住腮帮子，原来，老人昨天晚上吃过饭后突然牙疼得厉害，一整晚都没睡着觉，大早上来就直奔诊所。我赶忙让老人家坐下，找准他手上的合谷穴（将一只手拇指的横纹放到另外一只手的虎口上面，弯曲手指的时候，指端处就是合谷穴，该穴为止痛的重要穴位）后用力按压，同时让外甥女去准备花椒白酒水。

花椒白酒水的具体做法：取 10 克花椒放入茶杯中，然后倒入半杯开水，之后盖好杯盖，浸泡 5 分钟后再倒入 20 克白酒，等到水温适宜时过滤掉里面的花椒。

花椒白酒水准备好后，我对老人家的按摩也结束了，这个按摩的过程大约持续了 20 分钟。我将花椒白酒水端过去，让老人家含上一口，告诉他就像平时漱口那样反复含漱，大概连续漱口 10 多分钟后，老人家惊讶地说自己的牙痛已经消失了。我嘱咐老人家回到家后要继续按照上述方法含漱，每隔 1 小时漱 1 次，共漱 3 次。

合谷穴能够治疗面部疾病，而花椒白酒水之所以有效，主要依靠的是花椒，花椒味辛、温，主治风邪气，具有温中、除寒痹、坚齿明目之功。花椒具有麻醉的作用是众人皆知的，能够麻醉神经，缓解疼痛。此外，花椒还具有消炎止痛、抑制炎症反应之功，花椒中的某些成分还具有抑菌、杀菌之功，可治疗各种感染性牙病。直接用花椒水也可以，但白酒有杀菌消毒之功，而且白酒中的乙醇能够将花椒中的成分充分溶解在水中，最大限度地发挥出花椒抗牙痛之功。

不过这种方法只适合由牙齿本身而起的牙痛，很多老年人出现的牙痛却很有可能与心绞痛、心肌梗死等症有关，患者虽然没有胸口不适等症状，不过会牙痛、胳膊痛、咽喉痛等，容易辨别，此时要及时去医院诊治。牙髓炎症引发的牙痛含漱花椒白酒效果也不是很好，因为其病根在牙齿内部，而花椒白酒水很难进入牙齿内部。所以说，应根据牙痛的诱因选择相应的治疗方剂。

实火牙痛刮痧方

穴位选取 颊车（面颊部，下颌角前上方约 1 横指，咀嚼时咬肌隆起，按之凹陷处）、下关（位于面部耳前方，颧弓和下颌切迹形成的凹陷中）、合谷穴（手背，第 1、2 掌骨间，第 2 掌骨桡侧中点处）、内庭（足背第 2、3 趾间缝纹端）、二间（微握拳，食指桡侧缘，第 2 掌指关节前方赤白肉际凹陷处）。

老中医给家人的健康处方

具体操作 在需刮痧处涂抹适量刮痧油，先点揉下关穴和颊车穴，力度稍微重些，之后刮手部合谷和二间穴，重刮至皮肤发红、皮下紫色痧斑痧痕形成即可。最后用刮板角部重刮内庭穴 30 次，出痧。

按摩功效 泻火止牙痛。

虚 火 牙 痛 刮 痧 方

穴位选取 太溪（内踝后方，内踝尖和跟腱间的中点凹陷处）、合谷（手背第 1、2 掌骨间，第 2 掌骨桡侧中点处）、颊车（位于面颊部，下颌角前上方约 1 横指，咀嚼时咬肌隆起，按之凹陷处）、下关（位于面部耳前方，颧弓和下颌切迹形成的凹陷中）、行间（第 1、2 趾间，趾蹼缘后方赤白肉际处）。

具体操作 在需刮痧处涂抹适量的刮痧油，先点揉下关、颊车穴，力度要重些，之后刮手部合谷穴，重刮，至皮肤发红、皮下紫色痧斑痧痕形成即可。最后用刮板角部重刮足部太溪、行间穴，30 次，出痧。

按摩功效 治疗虚火牙痛导致的牙痛隐隐，时作时止，夜间加重，呈慢性轻微疼痛，齿龈松动，咀嚼无力。

牙周炎不易治，教你简单消炎方

牙周炎主要为局部因素导致的牙周支持组织的慢性炎症。主要发病年龄在 35 岁以后。若牙龈炎没能被及时治疗，炎症会从牙龈向深层扩散至牙周膜、牙槽骨、牙骨质，发展成牙周炎。牙周炎早期没有明显的自觉症状，所以常常被忽视，等到症状严重时甚至已经不能保留牙齿。所以一定要爱护牙齿，患病早期就应当及时就诊、治疗。

中医认为，牙齿需要气血的濡养，肾阴亏虚、胃火上蒸、气血不足等情况都会造成牙周炎。

一天，一位女士来到诊所看病，她牙痛异常，我检查了她的口腔，她的牙龈已经肿得很高，牙根开始松软，轻压牙齿，牙龈中还有脓液溢出来，属于典型的牙周炎症状。她告诉我，前些天刷牙时发现牙龈出血非常严重，不过没有疼痛感，也就没有放在心上，今天吃饭时感觉牙龈有些松动，咀嚼食物时感觉很不舒服，此时才担心可能是患上牙龈发炎。

那位女士从事的是市场营销工作，每天熬夜加班，作息时间非常不规律，忙忙碌碌，气血亏虚，平时很难注意到口腔问题，忽视了牙齿的保护，才患上牙周炎。她担心自己的牙龈会坏死，让我给她开个治疗方。我给她开了个简单实用小药方：用50毫升醋兑上凉白开水漱口，坚持漱口2个星期。那位女士回家之后立即试验，大概半个月左右，她的牙周炎就痊愈了。

醋当中含有琥珀酸、醋酸、山梨糖、柠檬酸、维生素 B_1、维生素 B_2 和烟酸、高级醇类等成分，可以杀灭流感病毒，抑制肺炎双球菌、白色葡萄球菌、甲型链球菌、卡他球菌、流感杆菌。此方之中的凉白开水能淡化醋的酸味，水中的矿物质可辅助治疗牙周炎，用山泉水效果会更佳。

含漱生姜水

食材选用 生姜适量。

食用方法 将生姜水煎好，用于每天早晨的漱口，或以生姜水代茶喝。

食疗功效 生姜之中含有抗菌成分，可以抑制细菌的生长繁殖，对于各种痛肿疮毒有治疗作用。

含漱金银花水

食材选用 金银花。

食用方法 将适量金银花水煎好，用于每天早晨的漱口，或以金银花水代茶喝。

食疗功效 金银花从古至今都被奉为解毒清热的良药，它性甘寒，清热但是并不伤脾胃，能够正气祛邪。

老中医给家人的健康处方

LAOZHONGYI GEIJIARENDE JIANKANGCHUFANG

内服方

方剂组成 乌贼骨、生甘草各30克。

具体操作 每日1剂，放到锅中，倒入适量清水煎汁，早、晚饭前分别服250毫升。

方剂功效 疏风清热，泻火解毒，活血止痛，收敛止血。治疗牙周炎，牙周脓肿，阳明湿热型。表现为牙龈肿胀，疼痛，溢脓，痛连颊腮，口干发热，溲黄便干。

口臭惹人厌，中药方还你清新口气

人在高度紧张、饮食无规律的情况下，消化功能也会变差，从中医的角度上说，这种现象被称作气滞、胃热，长时间精神紧张被称作肝郁，肝功能主身体气机，因此，肝郁会导致气滞。

此外，肝属木，脾胃属土，木克土，因此，肝郁则犯胃，使得脾胃不调、脾胃气滞。此外，脾胃消化功能不好，则腐蚀化火，并且长久气滞也会化火，进而形成胃热，胃热熏蒸胃中腐蚀，腐臭气上行至口，形成口臭。治疗此病应当从理气和降火两方面入手。

一天，一位二十五六岁的女白领来到诊所，一看她就是个内向的人，因为即使在对我叙述病情的时候都会脸红，举止显得有些慌张。女白领告诉我，她并不是真的不想与人交谈，而因为自己的口臭非常严重，曾经被人嘲笑过，从那之后就不敢轻易开口了。

女白领告诉我，自己每天最少刷2次牙，饭后还要漱口、吃口香糖，但这些并没有什么效果，口臭仍然缠着她不放。我让她张开嘴，发现她的舌苔黄腻。她告诉我，自己经常觉得胃部灼热，加上工作压力比较大，经常处在高度紧张的状态中，吃不好睡不好。我让回去之后用黄连泡水喝，连续喝上一段时间症状即可得到改善。

半个月之后，那位女士又来到诊所复诊，这一次她已经不像之前那么羞怯

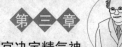

了，她开心地告诉我自己的口臭消失了，如今已经敢去正面面对周围的人了。

粉葛根汤含漱

方剂组成 粉葛根 30 克，藿香、白芷各 12 克，木香 10 克，公丁香 6 克。

具体操作 加水煎汤，不能煎太久，分成多次含漱。

方剂功效 治疗口臭。

玄麦甘菊茶

方剂组成 玄参、甘草各 5 克，麦冬 10 克，菊花 3 克，胖大海 2 枚。

具体操作 将上述药材放到冷水中清洗干净，倒入适量沸水冲沏 10 ~ 15 分钟即可。每天 3 剂，代替茶来饮用。

方剂功效 清热解毒，润肠通便。治疗口臭咽痛，唇舌生疮，便秘。

黄连泡水

食材选用 黄连 5 克，白糖 20 克。

食用方法 将黄连全部放到干净的容器中，倒入 100 毫升开水，再加入白糖，搅拌均匀后分成早、晚 2 次服用。

食疗功效 黄连为中药之中清胃火之主力，具有非常好的清胃热、泻胃火之功，适用于热性口臭患者。

白萝卜汁

食材选用 新鲜白萝卜适量。

食用方法 取新鲜白萝卜，切成丝或片状，放到榨汁机里面榨汁，之后调入适量开水饮用，每天喝 2 次，每次 100 毫升左右。

食疗功效 白萝卜顺气，能促进胃肠蠕动，其功效之强甚至可以和吗丁啉等胃肠动力药相比，而且白萝卜性寒，对应胃热之证。

老中医给家人的健康处方

LAOZHONGYI GEIJIARENDE JIANKANGCHUFANG

藿香苍术含漱液

方剂组成 藿香（最好是鲜品）15克，苍术10克，冰片1克。

具体操作 藿香、苍术一同放入锅中，倒入适量清水煎取药液，之后放入1克冰片溶化。每天含漱3~4次至痊愈。

方剂功效 清热除湿，治疗口臭。

扁桃体发炎难做声，推荐几个健康处方

扁桃体炎可以分成急性扁桃体炎和慢性扁桃体炎两种。其中，慢性扁桃体炎又叫扁桃体肥大，主要是急性扁桃体炎反复发作转化成慢性。中医称急性扁桃体炎是"急乳蛾"，其病机包括：风热犯咽、热毒攻咽、湿热熏咽等。

慢性扁桃体炎为扁桃体的慢性非特异性炎症，多为扁桃体增生肥大所致，其病机可能和急性扁桃体炎反复发作、变态反应、临近器官感染等有关。

晓晓，女，11岁，有3年扁桃体炎病史，病情反复发作，服用、点滴过各类中西药无效，而且上火，最近由于扁桃体肿大疼痛前来诊治。主要症状为咽痛，咽肿色泽暗红，声音嘶哑，倦怠乏力，颌下肿大，口淡不渴，舌暗淡，苔薄，脉沉涩。经过一番诊治，我断定她出现的扁桃体炎为气虚夹淤证，治疗时应当益气化淤，利咽止痛，我给她开的是四君子汤、桂枝茯苓丸、桔梗汤合方。四君子汤补益中气，生化气血；桂枝茯苓丸活血化淤，消肿散结；桔梗汤消肿利咽，缓急止痛。

连用6剂之后，咽痛好转，颌下肿大缩小，继续服药6剂，上述症状都得到了显著减轻，再服6剂，上述症状消失，又按前方服药30余剂。随访1年，再未复发。

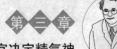

桔梗汤合方

主治症状 扁桃体炎。

方剂组成 红参、白术、桔梗各10克，桂枝、茯苓、牡丹皮、芍药、桃仁各12克，生甘草18克。

方剂功效 消肿，活血散结。

半夏汤加味

主治症状 风寒袭肺、痰热阻咽导致的扁桃体炎。

方剂组成 法半夏、射干、马勃、桂枝各10克，炙甘草、炙麻黄各4克，紫苏叶6克。

方剂功效 半夏汤加麻黄、紫苏叶辛温解表，散结利咽；加射干、马勃清热化痰，利咽止痛。

加味玉竹汤

主治症状 慢性扁桃体炎属阴虚湿热熏咽证。

方剂组成 玉竹、淡豆豉各9克，桔梗、白薇、薄荷各6克，葱白3根，红枣4枚。

方剂功效 滋阴润燥，清热利咽。

玄参麦冬汤

主治症状 急性扁桃体炎、咽炎。

方剂组成 玄参、络石藤各30克，麦冬15克，僵蚕、七叶一枝花、赤芍、牛蒡子各12克，桔梗10克，山豆根5克。

方剂功效 清热解毒，利咽消肿。

老中医给家人的健康处方

LAOZHONGYI GEIJIARENDE JIANKANGCHUFANG

百合桑叶汁

主治症状 肺阴虚型慢性扁桃体炎。

方剂组成 百合 20 克，桑叶 9 克。

方剂功效 益气养阴。

利咽通下方

主治症状 肺胃热盛型扁桃体炎。

方剂组成 金银花、连翘、玄参各 15 克，荆芥、薄荷、黄连、马勃各 6 克，石膏 60 克，桔梗 8 克，牛蒡子、栀子、芒硝、大黄各 10 克。

方剂功效 此方之中的荆芥、薄荷、牛蒡子有疏风散邪之功；金银花、连翘、黄连、栀子、石膏有清热解毒之功；芒硝、大黄有泻火通便之功；马勃有解毒利咽之功；玄参有生津利咽之功；桔梗肃肺、化痰利咽。将上述药材同用，即可达到解毒利咽的目的。

参须板蓝根方

主治症状 急性扁桃体炎。

方剂组成 参须 15 克，板蓝根 50 克，牛蒡子 19 克，寸冬、芦根各 10 克，条芩 7 克，川贝、甘草各 5 克。

方剂功效 益气养阴，清热解毒。

急、慢性中耳炎，中医有方莫着急

中耳炎指累及中耳（包括咽鼓管、鼓室、鼓窦及乳突气房）全部或部分结构的炎性病变，容易发生在儿童身上。可分成非化脓性和化脓性两大类。其中，非化脓性包括分泌性中耳炎、气压损伤性中耳炎；化脓性有急、慢性

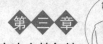
之分。特异性炎症非常少见。

急性化脓性中耳炎为中耳黏膜的急性化脓性感染，常与急性化脓性乳突炎合并存在。中医称"急性脓耳"。病机多因外感风热邪毒，上干耳窍。或肝胆湿热，蕴结于耳所致。

慢性化脓性中耳炎主要由于急性化脓性中耳乳突炎延误治疗或治疗不当，病程迁延所致，多与慢性乳突炎合并存在。中医称"慢性脓耳"。病机多因气虚邪恋耳窍或寒凝耳窍所致。

朋友的孩子患上了慢性中耳炎，给他推荐了个验方，让他回家给孩子试试：取五六片清洗干净的鲜虎耳草叶子，之后用力揉搓出汁液，取两三滴滴到孩子的耳朵中。朋友回家后如法操作，连续滴了几天，孩子的中耳炎就痊愈了。

虎耳草多是野生，生长于阴凉潮湿处，全草可鲜用，也可晒干后药用。春、夏、秋均能采收到，采摘好后去除杂质，清洗干净，晾干水分即可使用。虎耳草味微苦、辛、寒，其消肿解毒之功非常好，能够治疗普通的肺热咳嗽、风湿疹、皮肤瘙痒、痔疮等。

接下来再介绍几个能够治疗急慢性中耳炎的方法。

苡仁败酱草汤

主治症状 化脓性中耳炎。

方剂组成 薏苡仁、败酱草各 30 克，黄芪、白术、猪苓、茯苓、贯众各 15 克，附子、知母、川芎、半夏、石菖蒲各 10 克，甘草 5 克。

方剂功效 清热解毒，排脓止痛。

白菜薄荷芦根汤

主治症状 化脓性中耳炎，属肝胆火盛、邪热外侵型，耳内疼痛，耳鸣，恶寒发热，头痛，口苦咽干，小便黄赤，大便秘结。

方剂组成 大白菜根 3 个，芦根 10 克，薄荷 3 克。

方剂功效 辛凉发散，疏风清热。

老中医给家人的健康处方

LAOZHONGYI GEIJIARENDE JIANKANGCHUFANG

白茯苓粥

主治症状 治疗化脓性中耳炎，属脾虚湿困、上犯耳窍型，耳内流脓，量多、清稀，缠绵日久，头晕头重，倦怠乏力，纳少腹胀，大便溏稀，面色发黄。

方剂组成 白茯苓 15 克，粳米 50 克。

方剂功效 健脾渗湿。

胆草石膏汤

主治症状 耳溃疡，表现出耳底溃疡不敛、两颧色赤非常重，易怒喜食，脉数实。

方剂组成 生石膏 15 克，地骨皮、栝楼各 9 克，金银花、栀子、知母各 6 克，龙胆草、枳实、薄荷各 3 克，石决明 18 克，竹茹 12 克，太极丸（分 2 次服）1 粒。

方剂功效 清热泻火。

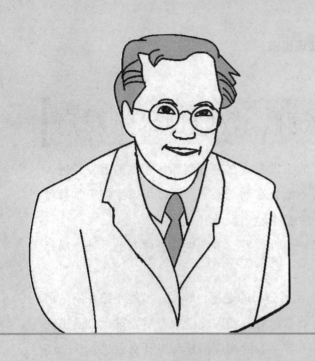

第四章

皮肤科健康处方，
白嫩肌肤现出来

老中医给家人的健康处方

[脱发、斑秃怎么办，教你几个生发方]

脱发即头发脱落，正常脱落的头发为处在退行期和休止期的毛发，进入退行期和新进入生长期的毛发会不断处在动态平衡，所以可以维持正常数量的头发。而病理性脱发即头发异常或过度脱落，诱因很多。

斑秃就是指自身免疫性的非瘢痕性脱发，多发生在身体有毛发处，局部皮肤正常，没有自觉症状。

我认识一位40出头的男士，是某公司的老板，姓张，虽然年纪并不是很大，可头发却日渐稀疏，张先生非常担心。到医院做检查后发现，自己出现的是脂溢性脱发，在医院进行了1年左右的相应治疗却没什么效果，后来经朋友介绍找到我。

经过一番诊断之后，我断定张先生出现的脱发是肾虚、血虚、风燥三种因素所致，我给他开了个治疗脱发的方子，嘱咐他回去之后按方服药。大概半年左右，当我再看到张先生的时候，已经是一头黑发，他非常开心，特意到诊所来谢我。

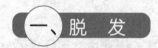

一、脱　发

主治症状 脱发，头发稀疏。

方剂组成 生侧柏叶、熟地黄各15克，制首乌、菟丝子、桑葚子各12克，白芷6克，当归10克，芝麻梗30克。

方剂功效 此方之中的熟地黄、首乌、芝麻梗有滋阴养血之功；当归、侧柏叶有行气活血之功；菟丝子、桑葚有补益肝肾之功；白芷可祛风，引血上行。

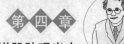

二、斑秃

二仙丸

主治症状 头发脱落。

方剂组成 侧柏叶200克（焙干），当归（全身）120克。

方剂功效 侧柏叶有凉血止血、化痰止咳、生发乌发之功；当归有补血和血、调经止痛、润燥滑肠之功。

神应养真丹

主治症状 肝、肾、血虚而有淤血在内，风邪外袭致使风盛血燥，无法荣养而导致的脱发症。

方剂组成 当归（酒浸）、天麻、川芎、羌活、白芍药、熟地黄、木瓜、菟丝子各等份。

方剂功效 当归、川芎、白芍、熟地可养血活血；熟地、木瓜、菟丝子有滋养肝肾之功；天麻、羌活辛苦、温，有祛风通络、引药上行顶巅的功效。

核桃芝麻饼

主治症状 斑秃属精血不足型，伴眩晕耳鸣、肢软无力者。

方剂组成 核桃仁50克，黑芝麻20克，面粉500克。

方剂功效 滋养精血。

栗子桂圆粥

主治症状 心肾精血不足而引起的心悸、失眠、腰膝酸软、斑秃早现者。

方剂组成 栗子10个（去壳用肉），桂圆肉15克，米50克，白糖少许。

方剂功效 补心肾，益腰膝。

老中医给家人的健康处方

LAOZHONGYI GEIJIARENDE JIANKANGCHUFANG

老中医给家人的健康处方

皮肤瘙痒诱因多，对症开方早治愈

皮肤瘙痒就是指仅有皮肤瘙痒，没有原发性皮肤损害的一种皮肤病，可根据瘙痒范围和部位将其分成全身性和局限性两大类。

表现为阵发性瘙痒，往往以晚间为重，难以遏止，故而致失眠或夜寐不安，白天无精打采，精神不振。根据其临床表现本病可分为风热、风寒、湿热、血虚等四种类型，故选择食疗药膳时当以疏风、清热、散寒利湿、养血润肤为治疗大法，予以辨证施食。

常某，男，60岁，全身皮肤瘙痒7年，不明原因发病，持续不断，没有显著的季节性特征，小腿胫前、肩背处的瘙痒最明显。瘙痒呈阵发性，夜间较重，遇热更痒，得凉则减。由于瘙痒剧烈，经常不自主抓挠，越抓越痒，形成恶性循环。皮肤多处有抓痕、血痂，小腿胫前散在色素沉着和轻度苔藓样变。

患者一向身体健康，喜食辛辣肥甘，体形略胖。头屑非常多，头皮瘙痒异常；常常口臭，口渴多饮；面部皮肤经常处在油腻状态，常面红耳赤，特别是在饮酒后；大便长时间偏干，偶尔肛门瘙痒。经过辨证，我断定他出现的是湿热内蕴型皮肤瘙痒，给他开了葛根芩连汤加味，1剂起效，2剂效果显著，3剂症状消失，连续治疗1个月。并且我嘱咐他回去之后限制饮酒，至今未复发。

葛根芩连汤加味

主治症状 湿热内蕴型皮肤瘙痒。

方剂组成 葛根30克，黄芩12克，黄连、蝉衣各6克，茯苓15克，火麻仁、车前草、淡竹叶各10克，生甘草3克。

方剂功效 葛根清热止渴、轻清透达；黄芩、黄连苦寒清热燥湿。凡湿热内蕴诱发的病症都可选择此方。

二地汤

主治症状 全身性瘙痒症。

方剂组成 当归10~12克，川芎6~9克，熟地、生地、赤芍、女贞子、枸杞子、玉竹、麦冬、菟丝子、浮萍、防风、防己、枳壳各10克，生黄芪、首乌、刺蒺藜、白鲜皮各15~30克。

方剂功效 滋阴养血，润肤，祛风止痒。

川芎桂枝汤

主治症状 全身性皮肤瘙痒、风寒症。

方剂组成 川芎15克，桂枝、白芍、大枣、生姜、蝉蜕、炙甘草各10克，肉桂6克，蜈蚣1条（研冲）。

方剂功效 扶正祛邪，调和气血。

二藤芍药方

主治症状 老年性皮肤瘙痒。

方剂组成 首乌藤、鸡血藤、刺蒺藜各15克，熟地、生地、当归、赤芍、白芍、防风、苦参各10克。

方剂功效 养血疏风，润肤止痒。

苍耳草粥

食材选用 苍耳草20克，粳米100克。

食用方法 粳米淘净，苍耳草洗净切碎，放入锅内加清水适量，用武火烧沸后，转用文火煮10~15分钟，去渣留汁。将粳米、苍耳草汁放入锅内，置武火上烧沸后，转用文火煮至米烂成粥即可。

食疗功效 清热，祛风，解毒。适用于风热外侵而致的皮肤瘙痒。

老中医给家人的健康处方

LAOZHONGYI GEIJIARENDE JIANKANGCHUFANG

老中医给家人的健康处方

LAOZHONGYI GEJIARENDE JIANKANGCHUFANG

槐花茜草汤

主治症状 皮肤瘙痒。

方剂组成 槐花、茜草、丹皮、紫草各20克，银花、蚤休、白鲜皮各15克，甘草10克。

方剂功效 凉血活血，养血润燥，清热祛湿，消风止痒。

五神汤

方剂组成 荆芥、苏叶、茶叶各6克，生姜2克，冰糖25克。

具体操作 生姜洗净切成薄片同荆芥、苏叶、茶叶一起放入干净的锅内，加入清水约500毫升，置火上烧沸约5分钟，滗出汁，再加清水煎1次。2次取汁约500毫升，用双层纱布过滤取得清亮药液装在盅内。锅内放清水约50毫升，烧沸后下入冰糖溶化，趁热过滤，再把糖汁对入药液内即成。

方剂功效 辛温解表，祛风散寒。用于风寒侵表之皮肤瘙痒。

大枣雪梨膏

食材选用 大枣10枚，雪梨膏20毫升。

食用方法 将大枣放到清水中浸泡半小时，放到砂锅中，倒入适量清水将其煮烂，倒入雪梨膏服食。

食疗功效 润肺护肤，健脾益气。适合冬季皮肤干燥脱屑，老年皮肤瘙痒。

患上紫癜没什么，教你几个治疗方

紫癜，又叫紫斑，以血液溢于皮肤、黏膜下，出现瘀点、瘀斑，压之不褪色，为小儿常见的出血性疾病。经常伴随着鼻衄、齿衄，甚至呕血、便血、尿血。此病属血证范畴。此病包含过敏性紫癜、血小板减少性紫癜。过敏性紫癜主要发生在 3～14 岁的孩子身上，学龄儿童最为常见，男性多于女性，易在春季发病。血小板减少性紫癜的发病年龄多在 2～5 岁，男女发病没有差异，死亡率约为 1%，主要致死原因是颅内出血。

几年前的一个夏天，一位女士领着一个 10 岁的小男孩来到诊所看病，孩子的皮肤出现瘀点和瘀斑，平时还会有齿龈出血、鼻衄、皮肤出血等症状。孩子的检查报告显示：血小板计数减少，伴有出血时间延长，血块收缩不佳，血小板黏附率降低，血小板对 ADP 凝聚反应差，血小板第 3 因子活力测定减低，凝血酶原消耗不佳。骨髓象：巨核细胞计数多增高，分类以幼稚型为主，产生血小板巨核细胞、血小板形成减少或缺如。因此被确诊为慢性原发性血小板减少性紫癜。

我给那个孩子开了对应其症状的药方，连续服药 6 个疗程之后症状基本痊愈。紫癜可以分为急性原发性血小板减少性紫癜、慢性原发性血小板减少性紫癜、过敏性紫癜三种，不同类型所需选择的药方也是不同的。

一、慢性原发性血小板减少性紫癜

基本方

主治症状 皮肤出现瘀点和瘀斑，平时有牙龈出血、鼻衄、皮肤出血、月经过多等症。

方剂组成 生地黄、熟地黄、丹参、旱莲草各 12 克，紫草、茜草根、鸡血藤各 15 克，阿胶 9 克（烊冲），大枣 6 枚。

方剂功效 熟地黄、大枣、鸡血藤养血；生地黄、紫草凉血活血；阿胶、旱莲草、茜草养阴止血。

LAOZHONGYI GEIJIARENDE JIANKANGCHUFANG

二、急性原发性血小板减少性紫癜

基本方

主治症状 局部出血倾向，如反复鼻衄、月经过多。瘀点、瘀斑可发生于任何部位的皮肤和黏膜，不过四肢远端较多。可能出现消化道和泌尿道出血。外伤后也可能出现深部血肿。颅内出血不多见，不过急性发作时会发生。脾脏在深吸气时偶可能被触及。

方剂组成 水牛角、大青叶各30克，生地黄18克，牡丹皮10克，紫草、赤芍各12克，甘草3克。

方剂功效 大青叶、甘草清热解毒；水牛角（代犀牛角）、生地黄、牡丹皮、紫草、赤芍凉血止血。

三、过敏性紫癜

基本方

主治症状 初起时有疲倦乏力、头痛、低热，急性上呼吸道感染，然后皮肤出现紫癜，分布对称；关节酸痛肿胀，腹痛伴恶心、呕吐、便血，但无腹肌强直，甚者有血尿、蛋白尿、管型尿、水肿、血压升高等肾脏损害。

方剂组成 生地黄15克，仙鹤草30克，生蒲黄（包煎）、玄参各12克，乌梅4.5克，甘草3克。

方剂功效 生地黄、玄参清血热，仙鹤草、生蒲黄止血溢，乌梅、甘草收涩脱敏。

扁平疣不用愁，健康处方能祛疣

扁平疣是一种常见疾病，多长在手背、手臂上面，是一种人类乳头瘤病毒导致的皮肤病变。表面扁平平滑，没有任何不适症，多出现于青少年人群之中。呈现出慢性病变过程，是一种良性疾病，能够被治愈，危害不大。

扁平疣可突然起病，皮损多发在面部、手背、手臂，主要表现包括大小不等的扁平丘疹，轻度隆起，表面光滑，呈圆形、椭圆形或多角形，边界清晰，能看到密集分布或因局部搔抓而呈线状排列，通常无自觉症状，部分患者能感觉到轻微的瘙痒。病程呈慢性经过，会持续多年，有些患者能自愈。

记得有一次，一位女大学生来到诊所，她的脸上长出了很多斑点，女孩儿很苦恼，当然了，没有哪个女孩儿不关心自己容貌的。我告诉她："你脸上长的是扁平疣，用蒜瓣就能治。"女孩儿一听用这么简单的方法就能解决自己的面部问题，非常开心。回家之后，女孩儿按照我教给她的方法敷面，10天之后，她前来复诊，脸上的扁平疣已经基本消失。

下面就来为大家简单介绍几种能够治愈扁平疣的内服和外敷方。

大蒜涂抹法

方剂组成 大蒜瓣适量。

具体操作 将蒜瓣切成和扁平疣大小相同的薄片，之后用胶布将其固定在扁平疣上，每天早、晚各敷1次，半月之后即可见效。

方剂功效 大蒜之中含有大蒜油、大蒜素等成分，其灭菌功效非常强，具有一定的抗病毒功效。此外，大蒜还能够激活免疫细胞，增强人体正气，促进免疫细胞杀灭扁平疣的病毒。

老中医给家人的健康处方

LAOZHONGYI GEIJIARENDE JIANKANGCHUFANG

老中医给家人的健康处方

LAOZHONGYI GEIJIARENDE JIANKANGCHUFANG

克疣汤

主治症状 扁平疣。

方剂组成 白花蛇舌草、马齿苋、生苡仁、板蓝根各30克，土茯苓、牡蛎各20克（先煎），夏枯草、木贼草、紫草各12克，红花、生甘草各6克，赤芍10克。

方剂功效 利湿清热解毒，活血软坚散结。

化毒消疣汤

主治症状 外感风毒，内动肝火。

方剂组成 大青叶、蒲公英、板蓝根、白花蛇舌草、土茯苓、牡蛎（先煎）、磁石（先煎）、鲜生地各30克，黄芩12克，制大黄9克。

方剂功效 清热平肝。

蒲公英涂抹法

方剂组成 新鲜的蒲公英适量。

具体操作 采摘新鲜的蒲公英，清洗干净之后在扁平疣上反复涂抹，每次擦5分钟，每天擦3次，7天为1个疗程。蒲公英具有非常好的抗病毒能力，擦拭过蒲公英后不要立即清洗，应当让蒲公英的汁液在扁平疣上多停留一会儿。

方剂功效 清热解毒，消炎清热。

长鸡眼痛又痒，中医有方除痛痒

鸡眼就是指足部皮肤局部长期受压、摩擦而出现的局限性、圆锥状角质增生，俗称"肉刺"。长时间站立、行走的人易出现鸡眼，摩擦、压迫为主要诱因。紧窄的鞋靴、畸形足骨均易导致足部受摩擦或受压处的角层增厚，向内推进，出现顶端向内的圆锥形角质物。

皮损呈圆形或椭圆形局限性角质增生，蚕豆大小，淡黄或深黄色，表面光滑和皮面平或稍微隆起，边界清晰，中心有倒圆锥状角质栓嵌至真皮内。由于角质栓尖端刺激真皮乳头处神经末梢，站立、行走时会感觉到疼痛。鸡眼容易发生在足跖前中部第 3 跖骨头处、拇趾胫侧缘，也可能出现在小趾和第 2 趾趾背或趾间等突出和容易受摩擦处。

几年前，有位 20 多岁的小伙子来诊所看病，他的右脚掌前部长个鸡眼近 2 年，鸡眼越来越大，连走路都成了问题，用鸡眼膏腐蚀治疗没有效果。检查后我发现他右足底前 1/3 中点处有黄、大的硬结，按的时候有痛感。我给他推荐的是六神丸配老陈醋的方法，嘱咐他回去之后如法操作。

荔枝核法

方剂组成 荔枝核、米醋各适量。

具体操作 将荔枝核放到太阳下晒干，或放到瓦片上焙干，碾成粉末，调入不加色素的米醋，调和成泥即可。将此药涂抹在患处，荔枝粉泥要能将僵硬皮盖严，上面放一层脱脂棉，用纱布包扎好，每天晚上烫洗完脚之后换 1 次。症状较轻的 3~5 天，症状较重的 10 天即可痊愈。

方剂功效 治鸡眼。

糯米法

方剂组成 糯米 100 克，15% 的苛性钾液 250 毫升。

具体操作 将糯米泡到 15% 的苛性钾液 250 毫升之中，24 小时后捣成透明药膏。涂患处，之后盖胶布固定，3 天换药 1 次，至鸡眼脱落即可。

方剂功效 腐蚀，治疗鸡眼、寻常疣。

老中医给家人的健康处方

荸荠葱白法

方剂组成 荸荠1枚，葱白1根。

具体操作 将荸荠、葱白去皮之后捣烂，敷在鸡眼上，用卫生布包好。每天洗脚后换药1次。

方剂功效 治脚鸡眼。

紫果外敷治鸡眼

方剂组成 紫果鲜品适量。

具体操作 取紫果鲜品适量，加食盐适量捣烂，先将鸡眼厚皮刮掉，用此药外敷患处。每天敷4~6次。

方剂功效 治鸡眼。

六神丸配老陈醋

方剂组成 六神丸、老陈醋各适量。

具体操作 先用温开水洗脚、泡脚，再用小刀削去表面的角质层，也就是我们常说的老茧，然后再用温开水，里面加少许的食盐（1000毫升水加入10克左右的食盐，配制成1%的浓度最合适），泡脚15~20分钟。这时用手按脚鸡眼的位置已变得非常软。皮肤最外层为表皮，里层为真皮层，真皮层充分软化，更利于药物的吸收。最后根据鸡眼的大小，取六神丸数粒研成极细的末，再用老陈醋调匀后敷在患处，用擦过碘酒消毒的胶布固定，每3天换药1次。

方剂功效 六神丸没有腐蚀的作用，但里面含有杀虫的雄黄、解毒的牛黄、开窍的麝香和冰片等，是炼制而成的丹药，更是长用不衰的百年老药，本是用于治疗咽喉肿痛，祛毒、散结、治鸡眼也不在话下。

LAOZHONGYI GEIJIARENDE JIANKANGCHUFANG

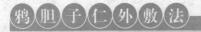

鸦胆子仁外敷法

方剂组成 鸦胆子仁 5 粒。

具体操作 先将患部放到温开水中浸洗，用刀刮掉表面的角皮层，然后将鸦胆子捣烂贴在患处，用胶布固定好。每 3～5 天换药 1 次。

方剂功效 治疗鸡眼。

身上起麻疹，教你几个美肌方

麻疹是指由麻疹病毒引起的急性呼吸道传染病。主要症状有发热、上呼吸道炎、眼结膜炎等，而以皮肤出现红色斑丘疹和颊黏膜上有麻疹黏膜斑为其特征。急性患者是唯一的传染源，从潜伏期最后 1～2 日至出疹后 5 日内都具有传染性。患者的口、鼻、咽、眼的分泌物均含有病毒，并随飞沫排出体外，故呼吸道飞沫为主要传播途径。四季均可发病，以冬春季多见。

麻疹发热比较高，而且伴随着咳嗽、流涕等症状，出疹前颊黏膜处大都有麻疹黏膜斑。麻疹疹子一般在 3 天左右出齐，疹子稍微隆起，大小不一，先稀后密，没有痒感。

朱某，女，14 岁，上身长出一片片的红疹，经过一番观察断定是麻疹，为其开了紫草红花饮，3 天之后疹退。

下面就来为大家推荐几个常见的治疗麻疹的方剂。

石膏地黄汤

主治症状 麻疹出疹期，表现出疹夹斑而出，色青紫，壮热烦渴。

方剂组成 生石膏（先煎）20 克，生地黄、牡丹皮、连翘、桑叶、大青叶各 10 克，金银花、薄荷各 6 克。

方剂功效 解毒消疹。

老中医给家人的健康处方

芦根钩藤饮

主治症状 麻疹出疹期，疹出不透。

方剂组成 芦根20克，钩藤6克，蝉蜕、僵蚕、片姜各3克。

方剂功效 宣肺透表，解毒消疹。

樱桃核煎汤

主治症状 麻疹初热期，发热、咳嗽、怕光。

方剂组成 樱桃核适量。

方剂功效 败毒，消疮瘤。

葛根粉粥

主治症状 热病烦渴，斑疹不透，夏季口渴多饮等症。

方剂组成 葛根粉30克，粳米50克。

方剂功效 清热除烦，生津止渴，透疹。

绿豆皮饮

主治症状 出疹时腹泻，表现出颈、腹、四肢出疹，同时伴随着腹泻。

方剂组成 绿豆皮、白糖各15克。

方剂功效 清热解毒，益气透疹。

紫草红花饮

主治症状 麻疹。

方剂组成 紫草、银花、大青叶、西河柳各10克，红花4克，连翘、浙贝母各5克，竹叶3克，甘草6克。

方剂功效 清热，解毒，透疹。

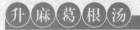

主治症状 麻疹初起，表现出体温时高时低、目赤、怕光、眼角流泪、咳嗽、口渴、舌红脉数。

方剂组成 升麻、葛根各 10 克，芍药 6 克，甘草 3 克。

方剂功效 开阳散邪，解肌透疹。

得了湿疹痒难耐，推荐几个消疹方

湿疹是一种变态反应性炎性皮肤病，主要特点是多形损害，对称分布，自觉瘙痒、反复发作，易演变成慢性等。男女老幼皆可发病，无明显季节性，但冬季常复发，一般分为急性、亚急性和慢性三类，其发病原因复杂，常由内在刺激因素（如病毒感染、消化不良、食物过敏、肠寄生虫、服用某些药物等）或外来刺激因素（如寒冷、毛织品、肥皂、花粉、昆虫及某些粉末的接触）作用于机体而引起。

茹茹，女，5 岁，皮肤上出现红斑、肿胀、丘疹、糜烂、渗液增多，痕痒剧烈，发热，疲乏倦怠，腹痛，便秘，腹泻，小便短赤，舌质红，舌苔黄腻，脉滑数。经过诊断之后，我断定她所出现的是湿热型湿疹，我给她开了萆薢、黄柏、薏仁、滑石、丹皮、土茯、白蒺藜、三桠苦、火炭母，用水煎汁，每天服 1 剂。

下面再为大家介绍几个祛除湿疹的健康处方。

菊 花 茶

食材选用 菊花 5 克。

食用方法 将菊花放到干净的容器中，倒入适量开水冲泡即可。

食疗功效 清热散风毒。适合婴儿湿疹，前额处有细小点状丘疹、疱疹。

老中医给家人的健康处方

LAOZHONGYI GEIJIARENDE JIANKANGCHUFANG

鲤鱼芡实汤

食材选用 鲤鱼1尾，芡实30克，盐、味精各适量。

食用方法 将芡实洗净，加清水适量，煮20分钟后，加入去鳞、鳃、肠杂的鲤鱼同煮，待鱼熟烂后，加入盐、味精，吃鱼饮汤。

食疗功效 健脾除湿，滋阴润燥。适合病程较久的湿疹患者。

薏仁茅根粥

食材选用 薏苡仁50克，鲜玉米须、莲子各15克，白茅根20克，粳米100克。

食用方法 先将白茅根、玉米须洗净，加清水适量，煮沸20分钟后去渣，加入淘洗干净的薏苡仁、粳米、莲子，同煮成粥。

食疗功效 清热除湿。用于湿热蕴结所致湿疹、泌尿系感染的辅助治疗。

绿豆海带汤

食材选用 绿豆、海带各30克，鱼腥草15克，冰糖适量。

食用方法 将海带清洗干净后切成丝状，鱼腥草布包，和绿豆一同放到锅内煎煮。

食疗功效 清热除湿，解痒。

当归鳝鱼汤

食材选用 当归15克，黄鳝500克，调味品适量。

食用方法 将鳝鱼清理干净后切成丝状，和当归一同放入锅内，加入辅料，开小火炖至熟。

食疗功效 养血活血，祛风止痒。

冻伤、皲裂，治愈之方有很多

冻伤就是指软组织受冻，且局部血供减少形成的损伤。人体皮肤在外界温度降至零下2℃的时候，很可能会出现冻伤，当温度在零下25℃至零下30℃的时候，冻伤发生概率最大。寒冷的冬季是皮肤冻伤的高发季节。而且，冬季天气干燥、寒冷凛冽，即使皮肤不被冻伤，也很可能会出现皲裂现象。

一次，一位患者来到诊所，她出现的是轻度冻伤，即我们平时所说的冻疮，受损发生于表皮层，受冻处皮肤红肿充血，有热、痒、灼痛，因为患者从事的是文员工作，每天还要打字、写字、整理文件，靠的就是这双手，痛痒难耐，只好到诊所来开药。

我给患者推荐了茄子茎橘皮汁治疗冻疮的方法，嘱咐她回去之后如法操作，大概3天之后，患者打电话说自己的冻疮症状已经得到了显著缓解，手已经不像之前那样又痛又痒了。

一、冻 伤

茄子茎橘皮汁浸泡法

方剂组成 茄子茎、橘子皮各适量。

具体操作 将茄子茎、橘子皮切碎，一同放入干净的锅中，倒入约1脸盆的水煎汁。然后倒入脸盆中，水温适宜后将受冻的手脚放到药液中浸泡20分钟左右，每天煎2次，1个星期左右就能够痊愈。

方剂功效 茄子茎可消肿解毒；橘皮之中含有芳香性挥发油，能够刺激肌肤，加速血液循环。受冻初期，可以利用橘子皮、茄子枯茎来治疗，效果显著，而且没有副作用。

老中医给家人的健康处方

白酒泡辣椒外涂法

方剂组成 白酒 1 杯，辣椒 4~5 只。

具体操作 将辣椒放入白酒内泡 2 个星期左右，之后将辣椒汁涂抹在冻疮处即可。

方剂功效 治疗冻疮奇痒难忍。此方仅适合冻疮程度较轻的患者，若伤口已溃烂，则禁止采用此方。

二、皲裂

红萝卜涂抹法

方剂组成 红萝卜适量。

具体操作 将红萝卜擦碎，然后涂擦患处，并且对患处进行按摩，这样瘙痒就会停止，皲裂也能慢慢痊愈；也可以将红萝卜放到开水中烫热后用纱布包裹好，然后按摩患处；或是用红萝卜叶煎汁，然后浸泡纱布，重复按摩患处。

方剂功效 通过按摩，能够促进患处的血液循环，减轻甚至痊愈皲裂。

牛油涂抹法

方剂组成 牛油适量。

具体操作 取适量牛油放入锅中溶解，而后放到干净的容器中冷却，将皲裂处清洗干净之后，把牛油涂抹到皲裂的地方即可。

方剂功效 牛肉更适合肌肤保健，而且能够减轻皲裂处的疼痛。

长出荨麻疹，健康处方帮你医

荨麻疹是常见的皮肤病，为不同因素所致的皮肤黏膜血管反应性疾病，症状容易反复，多是边缘清楚、红色或白色瘙痒风团，中医上将其称为"瘾疹"、"风疹块"。

荨麻疹发病初期表现为皮肤瘙痒，在抓挠皮肤时会产生大小不一的风团，同时伴随着剧烈瘙痒，瘙痒一阵一阵的，甚至会伴随咽喉肿痛，患者经常彻夜难眠。

曾经有位 40 出头的患者来诊所看病，他全身长满了红斑和风团，已经瘙痒了 1 年之久，抓挠之后起红斑、风团，没有出现腹痛、腹泻、心慌胸闷等症状。之前已经在附近的医院确诊为荨麻疹，用药时病情就能得到好转，不过停药之后病症会反复。

那位患者告诉我，自从患病之后，精神状态不佳，食欲减退，睡眠状况也不是很好，体重并未发生明显改变。患者的身体健康，不存在高血压、糖尿病、心脏病、传染病史，对药物、食物等都没出现过过敏，也不存在外伤、手术、输血史，家庭成员都没发生过类似症状。我给他推荐了个外敷方剂——食醋兑白酒，回去之后，患者如法操作，3 天之后，患者前来复诊，身上的荨麻疹已经消失。

香菜蜂蜜汁

食材选用 新鲜香菜、蜂蜜各适量。

食用方法 取适量的新鲜香菜，去掉根须之后清洗干净，再放到锅中煮 5 分钟，调和适量蜂蜜，每天喝 1 次，连续喝 3 天。

食疗功效 新鲜的香菜味辛温，通脾，达四肢，可将一切不正之气从身体内清除出去，具有发汗解表、宣肺透疹的功效，疹出不畅者可用。

食醋兑白酒外涂法

方剂组成 食醋、白酒各适量。

具体操作 按照2：1的比例取食醋、白酒放到干净的杯子里面调和均匀，然后涂抹到患处，几分钟后，荨麻疹瘙痒便可消失。

方剂功效 食醋，在中国的历代医学典籍之中，都记载着它可降胆固醇、软化血管、降低血黏度，同时，醋中富含多种矿物质、氨基酸，具有收敛、紧缩皮肤的功效，利于肌肤美容、肌体健康。

祛风凉血汤

主治症状 用治急性荨麻疹，皮疹色红而痒，燥热时起，发无定处，口干、便秘、风热炽盛者。

方剂组成 炒黄芪、生地各15克，蝉衣、僵蚕、丹皮各10克，防风9克。（大便秘结者，加生大黄5~9克。）

方剂功效 祛风止痒，清热凉血。

韭菜汁涂抹法

方剂组成 鲜韭菜1把。

具体操作 将韭菜根部切掉一段，用切面处擦拭患处，直到切面处的韭菜汁用完以后，再切上一刀，继续涂抹。停顿10分钟左右，如果荨麻疹处仍然瘙痒，还要继续涂抹几次，通常情况下，每次涂抹2~3遍，每天涂抹3次就可以了。

方剂功效 韭菜味甘辛、性温，它的根、叶捣成汁后都能够消炎止血、止痛，所以可以缓解湿疹瘙痒、红肿等。

得了脚气烦恼多，找中药方来帮忙

脚气是常见的真菌感染性疾病，成年人中，大概有百分之七八十的人患有不同程度的脚气，特别是到了夏季，症状会更严重，冬季时症状较轻，一经患上，便很难治愈，症状会反复发作。

脚气又名"足癣"，为多发生于足跖部、趾间的一种皮肤癣菌感染，会累及足跟和足背，发生于足背的属于体癣范畴。

一般来说，脚癣的发生主要为脚部未能保持干燥，被真菌感染，进而引发一系列的症状。发病时痛痒难忍，甚至溃烂，严重影响到正常的工作、学习。

记得有一次，一位十四五岁的小姑娘在妈妈的带领下来诊所看病，孩子是患上了恼人的脚气，孩子的妈妈说，每到夏季，孩子的脚上就会长出很多水疱，奇痒难忍，水疱破裂之后就会溃烂，痒痛交加。

我给那个孩子开了个治疗脚气的老偏方——生姜水泡脚法，嘱咐她回去之后如方泡脚。泡1个星期左右脚气症状就能够得到缓解，脚部肌肤会变得非常光滑，2个星期左右就能够让脚部肌肤变得光滑，4个星期之后即可根治脚气。

生姜水泡脚法

方剂组成 生姜20克，食盐10克，陈醋20毫升。

具体操作 取生姜、食盐一同放入锅中，然后倒入适量清水，置于火上煮10分钟左右，将其倒入洗脚盆中，等到水温适宜后，倒入陈醋，将双脚深入脚盆中浸泡20分钟左右即可。

方剂功效 生姜、食盐、陈醋均有很好的杀菌功效，联合使用，杀菌功效更甚。脚气患者最好能连续泡上1个月，因为泡的时间过短不能彻底杀灭真菌，导致脚气反反复复。

老中医给家人的健康处方

老中医给家人的健康处方

花椒水泡脚法

方剂组成 花椒 10 克，盐 20 克，水适量。

具体操作 取花椒、盐一同倒入适量清水煮沸，然后开小火煎煮 15 分钟左右，等到水温适宜之后倒入洗脚盆中泡脚就可以了，每天晚上泡洗 20 分钟左右，持续泡洗 1 个星期即可。

方剂功效 花椒性温，具有温中散寒、除湿、止痛、杀虫等功效，对于人体阳气的生发非常有帮助。因此，花椒水泡脚能够杀灭脚上的细菌和真菌等，进而达到治脚气的目的。在花椒水中添加食盐，是因为食盐也有杀菌之功，食盐和花椒同用，杀菌功效更强，能迅速治愈脚气。

疖痈易生不易消，中药方帮你除

疖指的是一种化脓性毛囊和毛囊深部组织感染，临近多个毛囊感染、炎症融合即为痈。金黄色葡萄球菌为此病的常见致病菌。肛门生殖器处的复发性疖会激发厌氧菌感染。5% 是无菌性，由异物反应所致，如囊肿破裂。

从中医的角度上说，此病多为天气闷热，汗出不畅，热不外泄，暑湿热毒，蕴蒸肌肤，导致痱子反复瘙痒，破伤感染而致。

赵某，女，颈部出现大片浸润性紫红斑，能看到化脓、组织坏死，伴随着发热、畏寒、头痛、食欲不振等症状。进行一番检查之后确诊为痈，为其开的是公英地丁绿豆汤，每天 1 剂，连服 1 个星期之后，上述症状得到了显著缓解。

下面再来为大家介绍几个常见的治疗疖、痈的健康处方。

公英地丁绿豆汤

食材选用 蒲公英、紫花地丁各 30 克，绿豆 60 克。

食用方法 将蒲公英、紫花地丁分别洗净，切碎。砂锅煎熬，去渣取汁约1大碗。再倒入锅内加绿豆炖汤即可。

食疗功效 清热解毒，凉血消肿。适合痈症、疖肿、疔毒等。

炒西瓜皮

食材选用 西瓜1个，盐少许。

食用方法 将西瓜去掉红瓤和外皮之后切成条状，加盐搅拌均匀，腌制1~2个小时之后用素油炒或者用麻油凉拌即可。

食疗功效 清热解暑。治疗疖肿，伴随着胸闷、气虚，口干欲饮，预防中暑。

银花菊花茶

食材选用 金银花15克，杭白菊10克。

食用方法 将金银花和杭白菊一同放入干净的容器中，倒入适量沸水冲泡，晾凉后分次代替茶来饮用，每次喝200毫升左右，每天喝3~4次。

食疗功效 清热解毒，清肝明目。治疗痈肿初起，色红灼热，伴随着畏寒发热，头痛，舌苔黄腻。

藿佩六一散加味

主治症状 汗出遇冷，暑湿乘机入侵，停聚肌腠，气血运行受阻，郁淤成疖。

方剂组成 藿香、天葵各6克，佩兰5克，银花、连翘、野菊花、蒲公英各10克，六一散1包（滑石18克，甘草3克）。

方剂功效 祛暑，化湿，解毒。

老中医给家人的健康处方

LAOZHONGYI GEIJIARENDE JIANKANGCHUFANG

芸香绿豆汤

食材选用 芸香草 25 克，绿豆 100 克，红糖适量。

食用方法 将芸香草、绿豆放入锅中，倒入适量清水煎汁，之后调入红糖炖上一会儿即可。

食疗功效 清热解毒，消暑凉血。治疗疥疮、咽喉痛。

苦菜姜汁

食材选用 苦菜、生姜各适量，黄酒 10 毫升。

食用方法 将苦菜和生姜分别清洗干净，切碎，捣烂，用洁净的纱布绞汁，与黄酒混合。

食疗功效 清热解毒，消痈排脓。适合痈疮、恶疮不愈。

老中医给家人的健康处方

LAOZHONGYI GEIJIARENDE JIANKANGCHUFANG

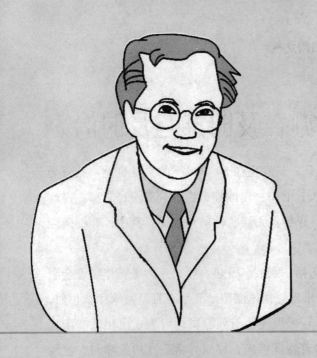

第五章

男性健康处方，
尽展男人阳刚之气

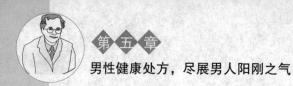
老中医给家人的健康处方

前列腺炎怎么办，及时选方及时治

前列腺炎是泌尿外科的常见病，易发生在 50 岁以下的男性身上。共分为四类：I 型：急性细菌性前列腺炎；II 型：慢性细菌性前列腺炎；III 型：慢性前列腺炎/慢性盆腔疼痛综合征；IV 型：无症状性前列腺炎。其中，非细菌性前列腺炎比细菌性前列腺炎多见。

I 型常发病突然，主要症状包括：寒战、发热、疲乏无力等，伴随着会阴部和耻骨上疼痛，症状严重者会出现急性尿潴留。II 型、III 型临床症状相似，大都存在疼痛、排尿异常等。不管哪类慢性前列腺炎均可表现出相似临床症状，统称前列腺炎症候群，包含着盆骶疼痛、排尿异常、性功能障碍。盆骶疼痛表现非常复杂，疼痛通常处在耻骨上、腰骶部、会阴部，放射痛会表现出尿道、精索、睾丸、腹股沟、腹内侧部疼痛，向腹部放射似急腹症，沿尿路放射似肾绞痛，因此易误诊。排尿异常的表现包括：尿频、尿急、尿痛、排尿不畅、尿线分叉、尿后沥滴、夜尿次数增多，尿后或大便时尿道流出乳白色分泌物等。偶尔并发性功能障碍，包括性欲下降、早泄、射精痛、勃起减弱、阳痿。IV 型没有临床症状。

一天，有位姓张的 40 出头的男士来到诊所，他告诉我，自己 2 年前患了前列腺炎，时常会感觉到下腹隐隐作痛，经常伴随着尿频、尿急之症。服用过一些消炎药，但都只是管一时，没过几天又复发了，治标不治本。还有一点让他感到苦恼，那就是这个病症不但让自己难受，而且严重影响到了正常的夫妻生活。

其实，前列腺炎的治疗并不困难，只是时间的问题，需长期坚持，我给他推荐了喝山楂水的方法。不过这种方法见效比较慢，我还给他推荐了个与此法搭配的按摩方法，具体操作：每天起床和睡觉前，先将小便排出，然后平卧，同时将腿曲起来，放松小腹；搓热双手，右手放在肚脐的下方，然后将左手放在右手上，然后按照顺时针的方向缓慢地按摩。

那位患者回家之后按照我教给他的方法操作，半个月以后，再来诊所复诊的时候激动地告诉我："这个方法太有效了，如今疼痛感已经消失。"

山楂水

方剂组成 山楂100克。

具体操作 每天用山楂泡水当茶饮就可以了。

方剂功效 山楂中富含槲皮素，具有消炎、抗水肿之功，同时能够促进尿道平滑肌松弛，非常适合前列腺炎患者饮用。

清利理化汤

主治症状 湿热阻遏，气血淤滞。

方剂组成 川楝子、川牛膝、刘寄奴、桃仁、甘草、黄柏、小茴各10克，苡仁、白芍各20克，瞿麦、玄胡各15克，败酱草30克，熟附子3克。

方剂功效 清热利湿，理气化淤。

萆分清饮

主治症状 湿热下注。

方剂组成 川草6克，黄柏、石菖蒲各1.5克，茯苓、白术各3克，丹参4.5克，莲子心2.1克。

方剂功效 清热利湿，分清泻浊。

前列腺汤

主治症状 痰淤阻络。

方剂组成 丹参、泽兰、赤芍、桃仁、王不留行各10克，红花、乳香、没药各4.5克，青皮、川楝子、白芷各6克，小茴香3克，败酱草、蒲公英各20克。

方剂功效 活血化淤，行气导滞。

老中医给家人的健康处方

LAOZHONGYI GEIJIARENDE JIANKANGCHUFANG

老中医给家人的健康处方

LAOZHONGYI GEIJIARENDE JIANKANGCHUFANG

前列腺增生丸

主治症状 脾肾两虚，气滞血淤。

方剂组成 黄芪20克，莪术、泽泻、肉苁蓉、熟地各15克，当归、穿山甲、盐知母、盐黄柏、仙灵脾各12克，木通、肉桂、地龙各9克。

方剂功效 湿补脾肾，活血化淤，利尿通闭。

前列腺增生，用对方剂一身轻松

前列腺增生是一种中老年常见病，其发病率呈上升趋势，不过增生病变的过程中不一定存在临床症状。城镇的发病概率相对于农村更高一些。病因尚不明确，但目前已知前列腺增生必须具备有功能的睾丸、年龄增长2个条件，吸烟、肥胖、酗酒、家族史、人种、地理环境等均可能会增加此病的发生风险。

吕某，男，60岁，患前列腺增生8年，服用蒲公英熟地汤10剂之后，症状基本消失，后去小蓟、茅根，加鹿角霜继续服药1个疗程之后痊愈。

蒲公英熟地汤

主治症状 前列腺增生。

方剂组成 黄柏12克，蒲公英、熟地各30克，附子6克。

方剂功效 补气活血，清热利湿。

石榴花煎汤

主治症状 前列腺增生。

方剂组成 石榴花、山药各18克，五倍子15克。

方剂功效 补阴益气，固肾缩尿。

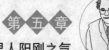
黄芪甘草汤加减

主治症状 老年前列腺肥大。

方剂组成 黄芪75克，车前子30克，甘草20克，升麻7.5克，淮牛膝、滑石各25克，淫羊藿15克。

方剂功效 益气升清，利水通闭。

石菖蒲煎汤

主治症状 前列腺肥大，尿不成流。

方剂组成 石菖蒲、萆薢各15克，乌药、益智仁各10克。

方剂功效 萆薢利湿化浊；益智仁温肾缩尿；石菖蒲除湿散寒；乌药暖肾利气。

疏肝散结方

主治症状 前列腺肥大，小便癃闭不通，多从小便滴沥不尽开始，苔腻，脉弦有力。

方剂组成 柴胡、牛膝各9克，丹参、赤芍、当归、玄参、夏枯草、海藻、昆布、海浮石各15克（先下），生牡蛎30克，川贝母3克（分冲）。

方剂功效 疏肝散结。

启癃汤

主治症状 前列腺增生症。

方剂组成 菟丝子、王不留行各30克，山萸肉、炒山甲、枸杞子、仙茅、冬葵子各15克，肉桂4克，沉香5克。

方剂功效 补肾温阳，活血化淤。

麦芽消肿汤

主治症状 前列腺增生症。

方剂组成 麦芽 60~120 克，桃仁、牛膝、王不留行各 15 克，三棱、莪术各 9 克，土茯苓 30~50 克。

方剂功效 活血化淤，利尿通淋。

癃闭尿不出，教你几个健康处方

癃闭是中医病名，也叫小便不通、尿闭，主要表现为：小便量少，点滴而出，甚至闭塞不通。症状较轻者涓滴不利，症状较重者点滴皆无。癃闭有虚实之分，实证主要为湿热、气结淤血阻碍气化运行所致；虚证主要为中气、肾阳亏虚导致的气化不行。临床上多是败精阻塞、阴部手术等，导致膀胱气化失司、水道不利所致。现代医学称其为尿潴留。

胡某，男，45 岁，主要症状包括：小便点滴不通，或量极少而短、赤灼热，小腹胀满急痛，口苦黏腻，舌质红，舌苔黄。经诊断，他所出现的癃闭属湿热蕴结型，我给他开了八正散，嘱咐他回去按方服药，几天之后，上述症状得到了缓解。

八正散

主治症状 小便点滴不通，或量极少而短、赤灼热，小腹胀满急痛或不胀不痛，口苦黏腻，或口渴不欲饮，或大便不畅，舌质红，苔黄腻，脉滑数或沉数或紧而滑。

方剂组成 木通、车前子、大黄、山栀各 9 克，萹蓄、瞿麦各 10 克，滑石 20 克，甘草梢 6 克。

方剂功效 清热利湿，通利小便。

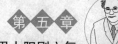

六味地黄丸加减

主治症状 小便不通或滴沥不爽，时欲小便而不得，或小便急满，颧红，咽干口燥，五心烦热，腰膝酸软，舌质红绛少津，苔少或无苔，脉细数。

方剂组成 熟地黄24克，山药、茯苓各15克，丹皮、山茱萸各9克，泽泻、阿胶各10克（熔化），滑石20克。

方剂功效 滋补肾阴，化气利尿。

清肺饮

主治症状 小便滑滴不爽，或点滴不通，咽干，烦渴欲饮，气短喘促，或有咳嗽，或发热汗出，舌质红，苔薄黄，脉数或洪数。

方剂组成 茯苓、车前子各15克，黄芩、山栀、木通各9克，桑白皮12克，麦冬10克。加减：痰多则合用二陈汤（半夏9克，茯苓15克，炙甘草、陈皮各6克）。

方剂功效 清肺热，利水道。

加味通心饮

主治症状 肾与膀胱实热，小肠气痛，小腹不通。诸疝胀痛及小便不利。

方剂组成 瞿麦穗、木通（去皮节）、栀子（去壳）、黄芩、连翘、甘草、枳壳（去瓤）、川楝子（去核）各等份。

方剂功效 除实热，通小便。

沉香散

主治症状 小便不通或通而不畅，情志抑郁，烦躁易怒，善太息，胁肋胀满，或小腹急满，舌淡红，苔薄白或薄黄，脉弦。

方剂组成 沉香、甘草各6克（后下），石苇、橘皮、冬葵子各10克，滑石30克，当归12克，白芍18克，王不留行9克。

方剂功效 疏肝理气，通利小便。

济生肾气丸

主治症状 小便不通或点滴不爽，排出无力，或小腹胀满，面色苍白或晦黯，精神萎靡，畏寒肢冷，舌质淡白，苔白，脉沉细弱。

方剂组成 地黄24克，山萸肉、茯苓、车前子、山药各15克，泽泻10克，丹皮、炮附子、桂枝、牛膝各9克［加减：麝香0.5克（冲服），鹿茸、肉苁蓉各9克，熟地24克，沉香（后下）、五味子各6克，茯苓、龙骨各20克］。

方剂功效 温阳补肾，通利小便。

生地黄饮

主治症状 小便点滴不畅或点滴全无，皮肤干瘪，唇焦口燥，毛发不荣，肌肉瘦削，眼眶凹陷，舌燥无津，苔少，脉细弱或沉微。

方剂组成 人参、全石斛、天冬、麦冬、枳壳、泽泻各10克，黄芪、生地各20克，熟地24克，枇杷叶9克，甘草6克。

方剂功效 养阴增液，益源利水。

阳痿引尴尬，推荐几个健康处方

阳痿又名勃起功能障碍，指在有性欲要求时，阴茎无法勃起或勃起不坚，或虽有勃起且有一定的硬度，不过无法保持性交的足够时间，妨碍性交或无法完成性交。阳痿可分成先天性、病理性两种，前者少见，不易治愈；后者多见，治愈率高。

中医认为阳痿与肝肾密切相关。辨证分型有：①命门火衰型，症见阳痿较重，阴茎寒凉，精冷滑泄，腰腿觉冷，酸软无力，五更腹泻，面色㿠白，小便清长，舌淡胖有齿痕、苔薄白，脉沉细。②心脾亏虚型，症见阳痿，精神不振，夜寐不安，面色不华，气短懒言，胃纳不香，腹胀便溏，舌淡，脉细。③阴虚火亢型，症见阳事虽易兴而痿软不用，欲念一动即发生遗精滑泄，心烦潮热，失眠盗汗，头晕健忘，耳鸣腰酸，舌红少苔，脉细数。④惊恐伤肾型，症见阳痿，心悸失眠，胆怯多疑，闻声则惊，舌质淡青、苔薄腻，脉弦细，治宜益。⑤肝气郁结型，症见阳痿，精神郁闷，急躁易怒，胸胁痞闷或两胁胀痛，嗳气吐酸，食欲不振，舌暗苔薄，脉弦。

刘先生今年刚 30 出头，是某公司的业务经理，平时公务繁多，饮酒无度。不仅体重飙升，胃部健康受损，最近又出现了阳痿，着实烦恼。我嘱咐他回去之后限量饮酒，规律自己的作息和饮食习惯，注意调节自己的情绪，同时给他推荐了一些能有效治疗阳痿的药膳方。

鹿鞭酒

方剂组成 鹿鞭 1 条，鹿茸 30 克，蛤蚧 1 对，酒 1000 克。

具体操作 将鹿鞭、鹿茸、蛤蚧一同放入酒内浸泡 7 天，每天早、晚分别饮 30 克。

方剂功效 壮阳，治疗阳痿。

海马酒

方剂组成 海马适量，黄酒 1 盅。

具体操作 将海马炮炙后研成末状，每次服 1～3 克，每天服 3 次，用黄酒冲服。

方剂功效 补肾壮阳，舒筋活络。治疗肾虚阳痿、腰腿痛。

羊肉羹

食材选用 羊肉 250 克，葱、姜、虾米各适量。

食用方法 将羊肉清洗干净后切成片状，和葱、姜、虾一同焖至烂熟。

食疗功效 益肾壮阳。治疗阳痿、遗精。

老中医给家人的健康处方

LAOZHONGYI GEIJIARENDE JIANKANGCHUFANG

老中医给家人的健康处方

LAOZHONGYI GEIJIARENDE JIANKANGCHUFANG

海狗肾人参散

方剂组成 海狗肾2具，人参、黄芪、玉竹、白术、白茯苓各9克，陈皮6克，沉香3克。

具体操作 将上述药材一同研成细末，每次服6~12克，每天2次，用温开水或白酒送服。

方剂功效 治疗气虚、体弱、阳痿。

海狗肾酒

方剂组成 海狗肾3具，肉苁蓉、山萸肉各50克，巴戟肉40克，白酒适量。

具体操作 将上述前4味药切细，放到白酒中浸泡2~3天，至全部成分浸出后，再加酒至1000毫升。每次服5~10毫升，每天3次。

方剂功效 补肾壮阳。治疗肾阳不足、性欲下降、阳事不举。

炖虫草鸡

食材选用 冬虫夏草5枚，母鸡1只，盐、味精各适量。

食用方法 将鸡开膛后取出杂物，清洗干净，与冬虫夏草一同放到锅中，倒入适量清水，炖1个半小时，等到鸡肉熟烂时调入适量盐、味精。吃肉喝汤，每天2次，连续服食3~5天。

食疗功效 补肺，益肾。治疗肾虚之阳痿、遗精、腰痛、腿软等。

海虾仁葱叶

食材选用 海虾仁7个，大葱叶3条。

食用方法 将虾仁装到葱叶里，晒干，轧成粉。每天服2次，用茶水送服。

食疗功效 补肾益精，通阳利气。治疗阳痿不举、早泄等。

鹿鞭炖鸡

食材选用 鹿鞭100克，肉苁蓉、熟地各20克，枸杞、巴戟、杜仲、龙眼肉各15克，陈皮5克，生姜5片，嫩母鸡1只（不宜超过800克），白酒适量。

食用方法 先将鹿鞭切成薄片，放到白酒中泡软，和上述中药一同放到砂锅中，放入处理好的母鸡，倒入适量清水煮沸，之后转成小火炖至鸡烂熟即可。

食疗功效 补肾益精。能够治疗男子房事过度出现的阳事不兴、夜尿增多、眼冒金花、耳鸣、腰膝酸痛、四肢乏力等。

仙茅羊腰汤

方剂组成 仙茅、淫羊藿、枸杞子、薏苡仁、杜仲各20克，羊腰2个，姜、葱各10克，料酒6毫升，精盐、味精、胡椒粉各3克，高汤800毫升。

具体操作 将羊腰一切两半，去白色臊腺，洗净，切成3厘米见方的腰花；将前5味中药用清水煎煮成300毫升的汁液；姜拍松，葱切段。将羊腰花、药汁、姜、葱、料酒同放炖锅内，加入高汤和水500毫升，置大火上烧沸，再用小火炖30分钟，加入精盐、味精、胡椒粉即成。

方剂功效 补肾壮阳。适用于阳痿，早泄，遗精等证。

早泄不用愁，健康处方还阳刚

早泄是最常见的射精功能障碍，发病率很高，约为年轻男子的1/3以上。早泄尚未有准确的定义，通常以男性射精潜伏期或女性性交过程中达到性高潮频度进行评价，如以男性性交过程中失去控制射精能力为标准，则阴茎插入阴道之前或刚插入即射精为早泄；或以女性性交过程中达到性高潮频度少于50%作为标准定义早泄，不过均未被普遍接受。因为男性射精潜伏期受年

老中医给家人的健康处方

LAOZHONGYI GEIJIARENDE JIANKANGCHUFANG

龄、禁欲时间、身体状况、情绪心理等因素影响，女性性高潮的发生频度也受身体状态、情感变化、周围环境等因素影响。此外，射精潜伏期时间长短存在个体差异，通常认为，健康男性阴茎插入阴道 2~6 分钟射精为正常。

记得有一次，一位男士来诊所就诊，说自己以前房事时间可坚持半小时，最近因为工作比较忙，压力比较大，就感觉有一些力不从心，每次都超不过10 分钟。他认为自己有早泄的现象，所以非常害怕，也不敢告诉妻子自己存在这样的问题，非常苦恼，问我有没有解决的办法。

我教给他一套按摩的方法：龟头摩擦：先将包皮上翻露出整个龟头，另外一只手蘸水不断淋在龟头上，并且以掌心对龟头进行反复摩擦；不断搓动：用手握住阴茎前端（不必将包皮翻开），上下进行搓动，尽量让龟头与包皮发生摩擦，另外一只手向龟头上淋水；对整条阴茎进行摩擦：两手的手心相互对称，夹住阴茎，从阴茎根部向龟头推进，并且不时将水淋在上面；对阴囊进行拉伸：一手将阴囊抓住一松一紧反复伸拉，并且用水浇在阴囊部位。

这套方法操作时应当选择温水，按摩阴茎、阴囊 5 分钟后用凉水按摩 3分钟，每天 1 次，半个月为 1 个疗程。若按摩时产生射精感，应当暂停操作，用手指紧扣龟头，至射精感觉消失后继续进行。

那位男士回家之后尝试了我教给他的方法，半个月之后他前来复诊，告诉我说这个方法有效果，如今他已经不存在早泄问题了。

这个按揉方法冷热刺激皆有，反差明显，能降低人的敏感度，医学上称之为降敏法，或脱敏法。通过反复刺激，降低龟头的敏感性，用射精的频率来调节性爱时间。临床上，只有患者能了解早泄的真正含义，坚持此法，能有效地延长性交时间，效果显著。

下面再来为大家介绍几个治疗早泄的中药方。

人参茶叶煎

主治症状 肾阳不足所致的早泄。

方剂组成 人参 15 克，茶叶 5 克。

方剂功效 补气助阳。

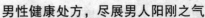

龙胆草汁

主治症状 肝经湿热所致的早泄。

方剂组成 龙胆草15克，黄芩、当归、木通各10克，栀子、生地、甘草、车前子各9克，泽泻12克。

方剂功效 清泻肝经湿热。

龙骨牡蛎汤

主治症状 阴虚阳亢所致的早泄。

方剂组成 山萸肉、山药、知母、黄柏、生地黄、泽泻、丹皮、金樱、沙苑蒺藜各10克，龙骨、牡蛎各30克。

方剂功效 滋阴潜阳。

黄芪龙眼当归汤

主治症状 心脾虚损所致的早泄。

方剂组成 人参、茯神、白术各9克，黄芪、龙眼肉各12克，当归10克，木香、甘草、远志、枣仁各6克。

方剂功效 补益心脾。

藕节汤

主治症状 早泄、梦遗、耳鸣、心悸、乏力、腰痛。

方剂组成 生地黄、山萸肉各20克，鲜藕节150克，芡实12克，金樱子、麦冬各15克。

方剂功效 滋阴降火，安神固精。

老中医给家人的健康处方

LAOZHONGYI GEIJIARENDE JIANKANGCHUFANG

芡实茯苓大米粥

主治症状 小便不利、尿液混浊、阳痿、早泄。

方剂组成 芡实 15 克，茯苓 10 克，大米适量。

方剂功效 补脾益气。

五倍子泡水

方剂组成 五倍子 30 克。

具体操作 用文火煎 30 分钟，煎煮后可再加入适量的温开水，趁热熏蒸龟头。待水温降至 40℃可以适应的时候，将龟头浸入其中 5～10 分钟，每天晚上 1 次，半个月为 1 疗程，治疗期间禁止房事。

方剂功效 五倍子有收敛、固肾精之功，外用浸泡法可以充分发挥出五倍子的功效。

阴茎易举也是病，推荐几个中药方

阴茎易举就是指阴茎容易勃举，经常和早泄症同时出现，主要诱因为阴虚火旺，相火妄动。治疗时应当以滋阴降火为主。

有一年，一位年近 50 的男士来到诊所看病，他患的是阴茎异常勃起症。他的阴茎易举，或久举不衰，甚至临房无法排精，阴茎胀痛。

我给他开了治疗阴茎易举的基本方，嘱咐他回去之后坚持服药，大概服药 4 个疗程之后，那位男士的病情就基本痊愈了。

基本方

主治症状 阴茎易举，或久举不衰，甚至临房无法排精，阴茎胀痛。

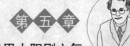

方剂组成 生地黄15克，知母、山茱萸、泽泻、龟板各12克（先煎），黄柏、牡丹皮各10克。

方剂功效 生地黄、知母、山茱萸、龟板滋养肾阴；泽泻、牡丹皮、黄柏降火泻热。

大补阴丸

主治症状 阴虚火旺，潮热盗汗，咳嗽，耳鸣遗精。

方剂组成 熟地黄，知母（盐炒），黄柏（盐炒），龟甲（醋炙），猪脊髓，蜂蜜。

方剂功效 滋阴降火。

引火两安汤

主治症状 心肾不交，阳举不倒，胸中烦躁，双目红肿，口中作渴，饮水不解。

方剂组成 玄参、沙参各30克，麦冬60克，丹皮15克，黄连、肉桂各3克。

方剂功效 补阴以退阳，补阴之中，而且没有腻重之味，黄连、肉桂同用，以交心肾，心肾合而水气生，水气生而火自解。而且玄参、麦冬、沙参为退火、补水之品，因而可退其浮游之火，解其亢阳之祸。

遗精、滑精莫慌张，中医处方免失精

遗精指在没有性交活动时的射精，是一种发生在青少年身上的正常生理现象，大概有80％的未婚青年均出现过此现象。睡眠做梦时发生遗精被称作梦遗；清醒状态下发生遗精是滑精。遗精频度的差别非常大，正常未婚男子，每月会遗精2～8次，而且没有异常。规律性生活时，经常遗精或遗精次数变多，一个星期数次甚至一夜数次，或者仅在性欲观念即出现时遗精或滑精，多为病态。其致病因素包括：缺乏正确的性知识，太过注重性问题，常处在色情冲动中，或长期手淫；生殖器官局部病变刺激（如包茎、包皮过长、尿道炎症、前列腺炎等）。

去年夏天，郑先生到诊所来看病，他说自己经常有梦遗精，睡眠不安，口渴心烦，醒来后总是特别累，浑身上下都没有力气。我见他舌质偏红、脉弦数，我给他开了治疗遗精的基本方，嘱咐他回去之后按方服药，大概连服半个月之后，郑先生前来复诊，告诉我病情已基本痊愈。

一、遗　精

基本方

主治症状 睡眠不安，口渴心烦，阳事易举，梦多作性交而遗，遗后神疲乏力，舌质偏红，脉弦数。

方剂组成 生地黄15克，天冬、麦冬、黄柏各10克，知母、芡实、龟板（先煎）、金樱子各12克，甘草3克。

方剂功效 生地黄、天冬、知母、龟板滋肾养阴以平肝火；黄柏清相火；麦冬清心火；金樱子、芡实即水陆二仙丹益肾固精。

消炎汤

主治症状 心火上炎，心包火动。

方剂组成 山药、芡实、麦冬各30克，玄参、生地各15克，丹参9克，莲心6克，天冬3克，五味子1.5克。

方剂功效 益气养阴，清心止遗。

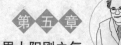
断遗汤

主治症状 心脾气虚。

方剂组成 人参30克，山药、芡实、麦冬各15克，五味子3克。

方剂功效 益气养心，健脾固涩。

二、滑精

基本方

主治症状 无梦而遗，小劳即发，精神疲劳，腰酸膝软，头晕耳鸣，甚至见色即泄。

方剂组成 熟地黄、菟丝子、枸杞子、山茱萸、制首乌、芡实各12克，白莲须6克，煅龙骨、煅牡蛎各30克。

方剂功效 熟地黄、首乌、枸杞子滋阴，补益肝肾；菟丝子、山茱萸益精固肾；芡实、白莲须、煅龙牡固肾涩精。

龙骨诃子丸

主治症状 多梦，遗精，滑精，多汗。

方剂组成 煅龙骨5克，诃子皮、砂仁各25克，朱砂15克。

方剂功效 固精安神。

肾漏方

主治症状 肾阳虚衰，肾漏滑精，阳茎中如针刺，或伴腰痛膝软，小腹冷痛。

方剂组成 破故纸、韭子各30克。

方剂功效 补肾壮阳。

老中医给家人的健康处方

LAOZHONGYI GEIJIARENDE JIANKANGCHUFANG

无精症难有子，中医开方子嗣绵

无精症即进行精液检查发现无精子，是最难治的不育症之一，给患者带来莫大的痛苦。无精症大概占男性不育症患者的 15% ~ 20%，病因很多，主要包括两大类：睾丸本身功能障碍，被称作原发性无精子症或非梗阻性无精症；睾丸生精功能正常，却由于输精管道阻塞，精子不能排出体外，被称之为梗阻性无精症。

几年前的秋天，一对 30 出头的夫妇来到诊所，仔细询问之后我才得知，是那位男士患上了无精症。他不能生育，但性生活并无异常。

精液检查报告显示：精液少于 1.5 毫升，稠度低，精子计数低于 0.6 亿/毫升，精子无活动力，精子形态畸形超过 20%。

无精子症属中医"不育"、"虚损"范畴，多因肾阳不足，脾胃失于煦暖，不能变化精微而生精液。治疗时宜补肾助阳、兼健脾胃。

我给他开了治疗无精症的基本方，嘱咐他回家之后按方服药，大概连续服药 6 个疗程之后，再次检查时精子浓度、活力都提升了很多。

基本方

主治症状 不能生育，性生活没有异常，精液少于 1.5 毫升，稠度低，精子无活动力。

方剂组成 熟地黄、山药各 15 克，家韭子、补骨脂、仙茅、淫羊藿、白术、鹿角霜各 12 克。

方剂功效 熟地黄滋补肝肾；仙茅、淫羊藿、家韭子、补骨脂、鹿角霜温肾助阳；白术、山药补益脾肾。

五子衍宗丸

主治症状 阳痿不育、遗精早泄、腰痛、尿后余沥。

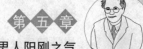

方剂组成 枸杞子、菟丝子（炒）、覆盆子、五味子（蒸）、车前子（盐炒）各适量。

方剂功效 补肾益精。

青囊斑龙丸

主治症状 虚劳肾虚，真阴亏损，精气不足，遗精滑精，阳痿腰痛，盗汗耳鸣，体倦心烦。

方剂组成 鹿角胶（炒成珠子）、鹿角霜、菟丝子（酒浸，研细）、柏子仁（取仁，洗净）、熟地黄各250克，白茯苓、补骨脂各200克。

方剂功效 滋肾填精，益气养血，升固奇经，通补督脉，育子添嗣，延年益寿。

男人肾虚尊严损，中医推荐补肾方

肾虚指肾脏精气阴阳不足。肾虚包括很多种：肾阴虚，肾阳虚。其中，肾阳虚的主要表现为腰酸、四肢发冷、畏寒，甚至水肿，为"寒"症，性功能不好也会诱发肾阳虚；肾阴虚的症状为"热"，主要表现为腰酸、燥热、盗汗、虚汗、头晕、耳鸣等。现代科学表明，人肾虚时，不管是肾阴虚还是肾阳虚，均会诱发导致人体免疫能力下降，更多证据表明，肾虚时，肾脏免疫能力会下降，肾脏微循环系统也会出现阻塞，肾络不通。因此，治疗肾虚时应注意防治结合。

记得有一次，朋友来家探望，闲聊之际说出了自己最近的变化，常常觉得腰膝酸软，双腿无力，心烦易怒，并且伴随着以下症状：眩晕耳鸣、形体消瘦、失眠多梦、颧红潮热、盗汗、咽干，而且出现了阳痿。

经过一番诊断之后，我断定朋友出现的是肾阴虚，于是给他开了个治疗

老中医给家人的健康处方

LAOZHONGYI GEIJIARENDE JIANKANGCHUFANG

肾阴虚的方剂——六味地黄丸。嘱咐他回去之后按方服药，一段时间之后，上述症状果然得到了缓解。

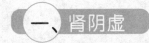

左归丸

主治症状 阴虚精血亏损诸证。

方剂组成 熟地 240 克，山药、枸杞、山茱萸、菟丝子、鹿角胶、龟板胶各 120 克，川牛膝 90 克。

方剂功效 滋肾补阴。

虫草红枣炖甲鱼

方剂组成 活甲鱼 1 只，虫草 10 克，红枣 20 克，料酒、盐、葱段、姜片、蒜、鸡清汤各适量。

具体操作 甲鱼清洗干净之后切成块状，放到锅中煮沸，捞出，割开四肢，剥掉腿油，清洗干净；虫草清洗干净；红枣放到清水中浸泡。甲鱼放到汤碗内，放入虫草、红枣、料酒、盐、葱段、姜片、蒜瓣、清鸡汤，放入笼内隔水蒸 2 小时，取出，挑出葱、姜即可。

方剂功效 滋阴益气，补肾固精。

六味地黄丸

主治症状 肾阴亏损，头晕耳鸣，腰膝酸软，骨蒸潮热，盗汗遗精。

方剂组成 熟地黄 160 克，酒萸肉 80 克，牡丹皮、山药、茯苓、泽泻各 60 克。

方剂功效 滋阴补肾。

二、肾阳虚

参芪炖乳鸽

食材选用 人参10克，北芪30克，乳鸽1只（50克）。

食用方法 将乳鸽宰杀后清理干净，切块。北芪放入锅中，倒入适量清水煮沸后大概10分钟左右，之后和人参、乳鸽一同放到炖盅内，隔水炖3小时，吃肉饮汤。

食疗功效 红参味甘，性微温，入肺经、脾经，治阳气虚弱，脾胃气虚；北芪性味甘温，入脾经、肺经，补气升阳，止汗、利尿；乳鸽味甘咸、性平，补肝、肾、益气血，能治疗久病体弱、气血虚亏。

右归丸

主治症状 肾阳不足，命门火衰，腰膝酸冷，精神不振，怯寒畏冷，阳痿遗精，大便溏薄，尿频而清。

方剂组成 熟地黄250克，附子（炮附片）、肉桂各60克，当归、山茱萸（酒炙）各90克，菟丝子、鹿角胶、山药、枸杞子、杜仲（盐炒）各120克。

方剂功效 温补肾阳，填精止遗。

金匮肾气丸

主治症状 肾虚水肿，腰膝酸软，小便不利，畏寒肢冷。

方剂组成 地黄，山药，山茱萸（酒炙），茯苓，牡丹皮，泽泻，桂枝，附子（制），牛膝（去头），车前子（盐炙）。辅料是蜂蜜。

方剂功效 温补肾阳，化气行水。

老中医给家人的健康处方

LAOZHONGYI GEIJIARENDE JIANKANGCHUFANG

老中医给家人的健康处方

男人应酬常醉酒，解酒良方无醉态

醉酒又名酒精中毒，指患者一次饮大量酒精后发生的机体机能异常状态，此时会严重伤害神经系统和肝脏。医学上将其分成急性中毒、慢性中毒两种，前者短时间内会对患者产生较大伤害，甚至会诱发生命危险。后者带给患者的是累积性伤害，如酒精依赖、精神障碍、酒精性肝硬化、癌症（口腔癌、舌癌、食管癌、肝癌）等。

我国的酒文化历史悠久，在这种影响下，很多人将喝不喝酒、喝多少酒和诚信、义气、能力等联系在一起，这也是中国人酒精中毒频发的原因之一。如果不能改变这种想法，酒精中毒的发生概率则无法降低。

我有个朋友，是开公司的，每逢过年过节，应酬难免也多起来了。忙完东边忙西边，经常是烂醉而归。他的妻子非常发愁，这样喝酒，要是出了事情怎么是好，因此就只能来问我有没有什么解酒的方法。

最好的办法是家人经常劝他能少喝就尽量少喝，但是若是没有办法，那么就只有用解酒茶来让他不会醉了。方法非常简单，用温开水将蜂蜜冲开，每次喝五六勺，这样就可以防止喝酒的时候喝得烂醉如泥了。

蜂蜜中含有大量的果糖，可以加快分解乙醇，将身体中的酒精快速地分解。因此很多喝醉酒的患者被送到医院以后一般会被输送一瓶果糖液。人在喝多酒的时候，往往会引起酒精性低血糖症，所以喝一些蜂蜜正好可以缓解这个症状。除了这种方法之外，以下几个老方也有解酒之功。

豆蔻良姜汤

主治症状 饮酒过度，呕逆不止，心腹胀满。

方剂组成 良姜、青皮各 12 克，草豆蔻 15 克，茯苓、人参各 30 克。

方剂功效 理气除胀，降逆止呕，解酒。

橘皮汤

主治症状 饮酒过度，酒毒积于肠胃，呕吐，不食汤水。

方剂组成 陈皮（去白，浸炒）、葛根、甘草、石膏（打碎）各30克。

方剂功效 解酒毒。

解酒散

主治症状 饮酒过度。

方剂组成 葛根、薄荷、砂仁、甘草各15克，芒硝8克。

方剂功效 解酒。

橘皮醒酒散

主治症状 酒醉不醒，呕吐吞酸。

方剂组成 橘皮（去白）、陈橘皮各500克，檀香200克，绿豆花、葛花各250克，人参、白蔻仁各100克，盐300克。

方剂功效 健脾醒酒。

人参汤

主治症状 饮酒过多，大热烦躁，言语错谬及房劳。

方剂组成 人参60克，白芍、栝楼、枳实、生地、茯神、葛根、甘草、酸枣仁各30克。

方剂功效 益气安神，清热除烦，解酒。

百杯丸

主治症状 饮酒过多，胸膈滞闷，呕吐酸水，胃腹疼痛。

老中医给家人的健康处方

老中医给家人的健康处方

LAOZHONGYI GEJIARENDE JIANKANGCHUFANG

方剂组成 沉香、红豆、葛根、陈皮、甘草各 15 克，丁香 18 克，砂仁 45 克，白豆蔻 60 克，干姜 30 克。

方剂功效 理气，和胃，解酒。

葛花醒酒汤

主治症状 宿食酒伤，胸膈满闷，口吐酸水，恶食呕逆；及年远日久，酒疸面眼俱黄，不思饮食。

方剂组成 葛花、白豆蔻、砂仁、木香、神曲各 15 克，干葛、陈皮、白术、青皮、白茯苓、泽泻各 6 克，猪苓、人参各 4.5 克，甘草 9 克。

方剂功效 散酒积毒。葛花气味甘、平，无毒，醒酒。

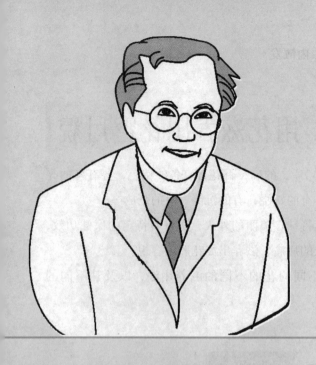

第六章

女性健康处方，
阴柔之美由内散发

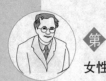

老中医给家人的健康处方

LAOZHONGYI GEIJIARENDE JIANKANGCHUFANG

留驻女人容颜，用花滋养出花容月貌

有句话叫"女人要像花一样美"，的确，百花各有各的特色，各有各的亮点，就像女人一样，有的妩媚，有的妖娆，有的沉静，有的豪放……

其实，每一种鲜花不仅有其特殊、美丽的外表，更有着特定的保健功效，能够保养女人的身体，解除女人的病痛，滋养出如花般的容貌。

本节就来为大家介绍一下不同的花的不同的滋养用法，以及其不同的功效。

一、玫瑰花

玫瑰花水

方剂组成 玫瑰 100 克，水 1000 克。

具体操作 先用大火烧开玫瑰水，然后改为小火熬煮，熬 20 分钟即可。

熏脸：在小火熬的过程中，调整好适宜的距离，用玫瑰水蒸气慢慢地熏脸，不断拍打面部皮肤。

拍脸：玫瑰水煮好后放凉，清水洗脸后，用玫瑰水拍打面部 15～20 分钟，洗净即可。

方剂功效 可以对面部起到很好的保养作用，使皮肤更加光滑细嫩，白皙靓丽。

玫瑰花茶

方剂组成 玫瑰花，茶叶尖。

具体操作 玫瑰花和茶叶芽尖按比例混合制成。泡茶即可。

方剂功效 理气解郁，活血散淤，调经止痛。

玫瑰花面膜

方剂组成 新鲜的玫瑰花适量。

具体操作 取新鲜的玫瑰花瓣捣碎成玫瑰花酱，然后在脸上敷 15 分钟后取下。

方剂功效 能够活血化淤，有效缓解面部皮肤干燥，防止出现皱纹。如果你的脸色总是蜡黄、苍白，也可以用它来调理脸上的色素，改善面部皮肤状况。

二、百合花

玫瑰百合花水

主治症状 经前烦躁。

方剂组成 玫瑰花 10 克，百合花 30 克。

方剂功效 疏肝理气，养心安神。

百合花水

方剂组成 鲜百合花 10 朵。

具体操作 用花瓣熬水。先用大火煮开，再转小火慢熬 20 分钟。

熏脸和拍脸：水煮沸后，将面部与脸盆留出适宜的距离，一边熏脸一边拍脸。

洗脸：待水逐渐变温时，用来洗脸，边洗边按摩。洗完脸后，再把百合花水拍在脸上、脖子上、手上，可以促进气血流通。

方剂功效 美白保养。

老中医给家人的健康处方

LAOZHONGYI GEIJIARENDE JIANKANGCHUFANG

老中医给家人的健康处方

金银百合花茶

主治症状 痤疮、失眠。

方剂组成 金银花5克，百合花10克。

方剂功效 清热解毒，清心安神，祛除痤疮。

三、菊花

三七菊花茶

主治症状 经前脾气不好，眼睛难受。

方剂组成 三七、菊花各10克。

方剂功效 缓解眼睛难受，舒缓情绪。

勿忘我菊花茶

主治症状 肥胖症，眼干涩、疲劳。

方剂组成 勿忘我干品、菊花干品各5朵。

方剂功效 促进脂肪燃烧，降压明目。

四、桃花

桃花酒

主治症状 脸上长斑。

方剂组成 鲜桃花、高度白酒，比例1：2。

方剂功效 活血化淤，通便。

桃花杏花水

方剂组成 干桃花1克，杏花几片。

具体操作 泡水或煮水代茶饮，全家人都能喝，长期饮用还可以通便、控制体重。

方剂功效 提亮肤色，美白。

桃红四物汤

主治症状 月经量少、脸上长斑。

方剂组成 桃仁、红花，当归、芍药、地黄、川芎各适量。

方剂功效 活血化瘀。

子宫脱垂不用愁，健康处方还安康

子宫脱垂就是指子宫由正常位置沿着阴道向下降，脱至宫颈外口至坐骨棘水平以下，甚至子宫全部脱到阴道口外。子宫脱垂常常合并阴道前后壁膨出。

主要病因为，分娩导致宫颈、宫颈主韧带和子宫骶韧带的损伤和分娩后支持组织没能恢复正常。除此之外，产褥期产妇大都喜欢仰卧，而且容易并发慢性尿潴留，子宫容易后位，子宫轴和阴道轴的方向一致，腹压增大的时候，子宫会沿着阴道的方向下降，出现脱垂。产后经常蹲位劳动的女性腹压比较大，易诱发子宫脱垂。尚未生产就出现子宫脱垂，主要为生殖器官支持组织发育不良引发的。

郑某，女，50岁，生育6胎，产后经常进行体力劳动，导致子宫脱垂十几年。我给她开了益母草枳壳煎剂加淮山药、芡实进行治疗，连续治疗3个疗程之后，子宫逐渐复位，至今未复发。

老中医给家人的健康处方

益母草枳壳煎剂

主治症状 子宫脱垂。

方剂组成 益母草30克，枳壳20克，巴戟天12克，当归、升麻各9克，党参、炒白术、生黄芪、炙黄精、炙龟板、大枣各15克。

方剂功效 气血双补，升提固脱。

大补元煎

主治症状 子宫或阴道脱垂肾虚证，表现为子宫下脱、腰酸腿软、小腹下坠、尿频，夜间更甚，头晕耳鸣，舌淡红，脉沉弱。

方剂组成 山药12克，人参、熟地黄、杜仲、当归、山茱萸、枸杞子、芡实、鹿角胶各10克，炙甘草6克，金樱子、紫河车各15克。

方剂功效 补肾固脱。

加味乌头汤

主治症状 子宫脱垂、阴道壁膨出。

方剂组成 黄芪30克，麻黄20克，白芍、制川草乌（先煎）、川芎、生地、生甘草、黄芩各15克，蜂蜜100克（兑服）。

方剂功效 宣肺益气，通经活络，散寒升提。

人参枸杞粥

食材选用 人参3克，枸杞子20克，粳米100克。

食用方法 将人参、枸杞、粳米清洗干净后一同放到锅中，倒入适量清水熬粥，每天1剂，分成2次服下。

食疗功效 益气补肾。适合肾虚型子宫脱垂的患者服食。

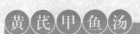

黄芪甲鱼汤

食材选用 黄芪60克，甲鱼1000克，盐、黄酒、生姜各适量。

食用方法 将黄芪清洗干净后滤干；甲鱼宰杀后清洗干净，每只切成四大块，和黄芪一同放到砂锅中，倒入适量清水浸没，开大火烧沸。调入1匙盐、2匙黄酒、3片生姜，之后转成小火继续炖2小时即可。

食疗功效 滋补肝肾，补益元气，适合肝肾不足、气虚体弱、子宫脱垂的女性服食。

双花山楂饮

食材选用 银花、菊花、山楂各50克，精制蜜500克，食用香精2毫升。

食用方法 将银花洗净用水泡发后，放入锅内；山楂拍破，菊花拣净，一同放入锅内加水300毫升左右，用文火烧沸再煮30分钟，滗出药汁。将蜂蜜倒入干净锅内，用文火保持微沸，烧至色微黄、黏手成丝即可。将炼制蜂蜜缓缓倒入滗出的药汁内，拌匀，待蜂蜜全部溶化后，用一层纱布过滤去渣，冷却即成。

食疗功效 清热解毒，化淤消积，润燥疏风。适合子宫下脱、摩擦而红肿溃烂、黄水淋滴、带量增多、色黄而稠、发热口渴、尿黄等。

黄芪枸杞炖乳鸽

食材选用 乳鸽1只，炙黄芪、枸杞子各30克。

食用方法 将乳鸽清理干净之后切成块状。炙黄芪、枸杞子用纱布包好之后和乳鸽一同放到炖盅内，倒入适量清水，隔水炖熟，除掉药包。

食疗功效 适合肾虚型子宫脱垂的女性食用。

老中医给家人的健康处方

LAOZHONGYI GEIJIARENDE JIANKANGCHUFANG

老中医给家人的健康处方

子宫内膜异位，推荐几个健康处方

子宫内膜异位就是指内膜细胞种植在不正常位置形成的一种常见妇科疾病，会导致经痛、骨盆腔疼痛，甚至诱发不孕，正常情况下，内膜细胞应该生长于子宫腔之中，不过因子宫腔通过输卵管和盆腔相通，所以导致内膜细胞经输卵管进入盆腔异位生长。通常情况下，气虚血淤的女性易罹患子宫内膜异位。

裴女士，35岁，已婚，育有2个孩子。3年前由于精神受了些刺激而出现经行腹痛，逐渐加剧，量多，有血块，色紫黯，而且伴随着乳房胀痛，舌紫暗，舌苔薄白，脉弦数。到医院做B超检查，结果为左侧卵巢巧克力囊肿。中医诊断：痛经、癥瘕，属气滞血淤的范畴。

患者由于情志不舒，气机不利，血行不畅，经血淤滞，阻滞冲任导致胞宫发病。采取疏肝止痛、祛淤散结的方法治疗即可。我给她开的是疏肝止痛汤。嘱咐她回去之后按方服药，连服5剂之后，痛经减轻，月经干净之后，去蒲黄、川楝子，加白术、党参，益气养血，每天服1剂，水煎服。坚持治疗3个月后痛经消失。B超显示左附件巧囊消失。

血府逐淤汤加减

主治症状 子宫内膜异位症热郁血淤证。症见经前或经行或经后发热、腹痛，甚则经行期高热，直至经净体温逐渐恢复正常，痛越剧，热越甚，痛处喜冷拒按，伴口苦咽干、烦躁易怒、大便干结、性交疼痛，舌边尖红或边有淤斑、淤点，苔薄微黄，脉弦数。

方剂组成 当归、生地黄各12克，桃仁、牛膝、枳壳、赤芍各10克，红花、柴胡、甘草、桔梗、川芎各6克。

方剂功效 清热和营，活血祛淤。

疏肝止痛汤

主治症状 情志不舒，气机不利，血行不畅，经血淤滞，阻滞冲任导致胞宫发病。

方剂组成 当归、川牛膝、郁金、赤芍、白芍、茯苓各15克，川芎6克，熟地、醋香附、炒川楝子、蒲黄（包煎）、醋五灵脂各12克，三棱、莪术、栀子各9克。

方剂功效 疏肝止痛，祛淤散结。

内异消散方

主治症状 子宫内膜异位导致的痛经、肛门坠痛、不孕等症。

方剂组成 赤芍、丹皮、昆布、三棱、王不留行、逍遥丸（包）、莪术各12克，桂枝、桃仁各9克，炙鳖甲、茯苓、锁阳、地鳖虫各15克，仙灵脾30克。

方剂功效 活血化淤，软坚温肾。

桂仁汤

主治症状 子宫内膜异位症。

方剂组成 桂枝9克，桃仁、丹皮、蒲黄、炒五灵脂、三棱、莪术、香附各10克，赤芍、延胡索各12克，茯苓15克，甘草6克。

方剂功效 活血化淤，消癥止痛。

红花酒

主治症状 子宫内膜异位症导致的经行不畅、小腹坠胀疼痛。

方剂组成 红花50克，山楂片300克，白酒500毫升。

方剂功效 活血化淤。

老中医给家人的健康处方

LAOZHONGYI GEIJIARENDE JIANKANGCHUFANG

地龙枳壳汤

主治症状 子宫内膜异位症伴痛经、不孕。

方剂组成 地龙、枳壳各9克，葛根30克，红糖少量。

方剂功效 利尿通淋，破气消积。

活血化淤方

主治症状 子宫内膜异位症导致的痛经、不孕等症。

方剂组成 三棱、莪术各15克，生蒲黄、五灵脂各12克，桃仁9克。

方剂功效 活血化淤。

归肾丸合桃红四物汤

主治症状 肾虚血淤型子宫内膜异位。

方剂组成 熟地、山药、茯苓、当归、枸杞子、白芍各20克，菟丝子25克，山茱萸、杜仲、桃仁、红花各15克，川芎10克。

方剂功效 益肾调经，活血祛淤。

女性月经不调，健康处方调月经

月经不调是指月经周期、经期或经量出现异常。主要有月经先期、月经后期、月经先后不定期、月经过多、月经过少、经期过长等。其中月经提前7日以上、2周以内称月经先期；月经错后7日以上、2周以内称月经后期；月经周期或前或后没有规律称为月经先后无定期；月经周期正常，经量明显超过正常者称月经过多；月经周期正常，经量很少，甚或点滴即净，或经期缩短不足2日，经量也少者，称为月经过少；经期延长，淋沥不净者称为经期过长。

陈女士，女，月经周期紊乱，或先期而至，或后期未来，或先后无定，经期延长，经量多，经色淡，质稀薄，面色白，神疲乏力，气短懒言，腰膝酸软，头晕耳鸣，小腹冷坠，纳呆便溏，夜尿多。舌质淡胖、有齿痕，苔白，脉细无力，尺脉弱。

经过一番诊断之后，我断定她出现的是脾肾气虚型月经不调，应当从健脾补肾、益气调经着手治疗。我给她开了举元煎合归肾丸加减，嘱咐她回去之后按方服药。连续服用一段时间之后，月经恢复正常，月经不调而引发的一系列症状消失。

举元煎合归肾丸加减

主治症状 月经周期紊乱，或先期而至，或后期未来，或先后无定，经期延长，经量多，经色淡，质稀薄，面色白，神疲乏力，气短懒言，腰膝酸软，头晕耳鸣，小腹冷坠，纳呆便溏，夜尿多。舌质淡胖、有齿痕，苔白，脉细无力，尺脉弱。

方剂组成 党参、黄芪、熟地、菟丝子各20克，炙甘草6克，白术、川续断、补骨脂各15克，艾叶10克，首乌30克，当归12克。

方剂功效 此方之中的党参、黄芪、白术有健脾益气之功；熟地、补骨脂、菟丝子、川续断可补肾；艾叶能温经、止血、调经；首乌、当归有养血调经之功；炙甘草能调和诸药。

理血补肾调经汤

主治症状 月经不调，月经错后，卵巢功能低下不排卵。

方剂组成 柴胡6克，白芍、赤芍、泽兰、益母草、鸡血藤、怀牛膝、刘寄奴、苏木、生蒲黄、女贞子、覆盆子、菟丝子、枸杞子各10克。

方剂功效 疏肝理血，补肾益精。

当归川芎煎汁

主治症状 月经不调。

方剂组成 丹参、当归、炒白术、茯苓、熟地（经闭不用）、续断、制香附各9克，炒乌药、炒白芍各6克，炙甘草3克，川芎5克。

方剂功效 活血通经，滋补肝肾。

杜仲菟丝子煎汤

主治症状 月经不调。

方剂组成 杜仲、菟丝子、熟地、山茱萸、山药各15克，桃仁、红花各6克，当归、川芎、白芍各10克。

方剂功效 补肾化淤。

香附调经汤

主治症状 月经不调，经前腹痛、腰酸、腹胀、乳胀等。

方剂组成 香附10克，乌药、枳壳、郁金、赤芍、川芎、红花、牛膝各9克，丹参、当归各15克。

方剂功效 行气活血，养血调经。

栀芩先期饮

主治症状 月经先期。

方剂组成 黄芩、生栀子各10克，大黄、升麻各1克，麦冬、杭白芍各12克，茯苓15克，泽泻9克。

方剂功效 清热泻火，调血固经。

老中医给家人的健康处方

LAOZHONGYI GEIJIARENDE JIANKANGCHUFANG

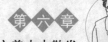

> **主治症状** 月经后期。
>
> **方剂组成** 当归、香附各 6 克，川芎 3 克，元胡 5 克，茺蔚子（布包）、赤白芍、乌药末各 9 克（各半），生熟地 10 克（各半）。
>
> **方剂功效** 行气活血，调经止痛。

女人易发痛经，对症医治疼痛消

凡在行经前后或行经期间发生痉挛性腹痛或其他不适，以致影响生活和工作者称为痛经，是临床常见的妇科疾病。痛经又分为原发性痛经和继发性痛经两种。原发性痛经又称功能性痛经，是指生殖器官无明显器质病变的月经疼痛，常发生在月经初潮或初潮后不久，多见于未婚或未孕女性，往往经生育后痛经缓解或消失；继发性痛经指生殖器官由器质性病变如子宫内膜异位症、盆腔炎、宫腔粘连、子宫内膜息肉等病引起的月经疼痛。原发性痛经发作于月经第 1~2 天，常为下腹部阵发性绞痛，可放射至阴部和腰骶部，时伴恶心、呕吐或腹泻等症状。疼痛剧烈时可出现面色苍白、手足冰冷、出冷汗，甚则昏厥。亦有部分患者于经前 1~2 天即有下腹疼痛，经行时加剧。继发性痛经因生殖器官的不同病变而临床表现有异。中医称本病亦为"痛经"。其基本病机为邪气内伏，胞宫气血运行不畅，或精血亏虚，胞宫失于濡养所致。

记得有一次，一位 18 岁的姑娘在母亲的陪同下来到诊所，女孩儿出现了月经周期紊乱，经期延长，经量多，经色淡，质稀薄，面色白，神疲乏力，气短懒言，腰膝酸软，头晕耳鸣，小腹冷坠，纳呆便溏，夜尿多，舌质淡胖有齿印，苔白，脉细无力，尺脉弱的症状。很明显，她所出现的是脾肾气虚型痛经，女孩儿说，自己被痛经折磨得坐立不安，无法专心学习，问我有没有什么方法可以帮她改善痛经。

我给她开的是当归川芎合剂。嘱咐她回去之后按方服药，几个月之后，女孩儿前来复诊，说自己的痛经症状已经得到了显著的改善。

当归川芎合剂

主治症状 适用于寒湿搏于冲任所致痛经，症见经前或经时小腹拧痛或抽痛，凉而沉重感，按之痛甚，得热痛减，经行量少，色黯有血块，畏寒便溏，苔白腻，脉沉紧。

方剂组成 当归、川芎、川楝子、延胡索各10克，赤芍、白术、五灵脂、制香附各12克，紫石英20克，葫芦巴、小茴香、艾叶各6克。

方剂功效 温经化瘀，散寒止痛。

桂香琥珀散治痛经

主治症状 主治痛经。

方剂组成 肉桂、沉香各1.8克，琥珀3克。上药共研细末、和匀，每次用温开水冲服11.5克，日服23次。

方剂功效 温经调血，通脉化瘀。

化淤定痛汤

主治症状 痛经，膜性痛经。

方剂组成 丹参30克，赤芍、鸡内金（研冲）、延胡索各15克，细辛6克，三棱、莪术、牛膝各9克，肉桂3克。

方剂功效 温经散寒，行气止痛。

逐寒一笑散

主治症状 寒凝气滞型痛经。

方剂组成 川楝子、桃仁各10克，红花6克，小茴香、香附、玄胡、五灵脂、蒲黄各9克，桂皮6~9克。

方剂功效 温经散寒，行气止痛。

痛经饮

主治症状 原发性痛经。

方剂组成 当归、川楝子、元胡、小茴香各 10 克，川芎、乌药、炙甘草各 6 克，益母草、白芍各 30 克。

方剂功效 行气活血，温经止痛。

青春舒汤

主治症状 青春期原发性痛经。

方剂组成 元胡 15 克，当归、丹参、香附各 12 克，桃仁、川芎、乌药、紫石英、巴戟天各 10 克，红花、甘草各 6 克。

方剂功效 理气活血补肾，化淤止痛。

葵楂散

主治症状 功能性痛经。

方剂组成 山楂 50 克（去核），向日葵子 25 克（不去皮）。

方剂功效 活血散淤，止痛。

当归羊肉汤

食材选用 羊肉 500 克，生姜片、当归各 25 克，桂皮、调味料各适量。

食用方法 上述材料加入锅内水煮，直到羊肉熟烂即可食用。分早、晚 2 次服用。

食疗功效 治疗女性痛经。

香附煮鸡蛋

食材选用 鸡蛋 3 个，艾叶、香附各 30 克。

食用方法 上述材料一起加水煮到蛋熟后去壳，继续煮 20 分钟。

食疗功效 治疗痛经。

女性带下病，中医推荐药膳方

带下是一种妇科常见病，主要表现为带下增多，颜色气味异常，以白带、黄带、赤白带最为常见。

带下的基本病机为脾虚或肾虚，水湿内生或精关不固，津液滑脱而下注阴中所致。带下色黄如茶汁，黄绿如脓，气臭秽的称为黄带（相当于西医的阴道炎、宫颈炎或盆腔炎），其基本病机为湿热或湿毒之邪内蕴胞中，损伤经带及胞脉所致；阴道中流出赤白相兼的黏液，连绵不断的称为赤白带（相当于西医的非特异性阴道炎、老年性阴道炎、生殖系统恶性肿瘤等），其基本病机为湿热蕴于任带，或虚火内炽，伤损脉络，血液外溢，与湿热同时下注阴中所致。

上个月有个姓李的女士因为带下病来到诊所，她告诉我自己的带下量多、外阴瘙痒已经持续了半年之久。经前觉得阴痒，有大量白色分泌物，经后左下腹痛，伴随着黄色分泌物量多、阴部瘙痒。1 个月前，分泌物从白色变成黄色，量大，有腥味，左下腹固定点牵扯痛，走路转身的时候疼痛会加重，曾被诊断为阴道炎。

我看她的精神状态还不错，身形偏瘦，面色发白，口唇发红，左脸颊上有少量痤疮，颜色发红，舌体大小正常，有齿痕，舌尖偏红，有朱点，边尖少苔，舌中后苔黄腻，畏寒怕冷，易疲倦。切诊左弦滑，右弦。我给她开的是四妙散合完带汤加减，嘱咐她回去之后按方服药，连续服用一段时间之后，带下症得到了显著改善。

四妙散合完带汤

主治症状 带下色黄，外阴瘙痒色红，苔黄，痤疮，盆腔炎等属局部有热；带下量大，苔腻属湿相；畏寒怕冷。

方剂组成 黄柏，苍术，牛膝，薏苡仁，白术，山药，人参，白芍，柴胡，荆芥，车前子，甘草，陈皮，当归，地肤子，丹参。

方剂功效 黄柏为君，清热燥湿，泻火解毒，擅长清下焦湿热；苍术健脾燥湿，二药搭配，标本兼顾；牛膝可活血祛淤，补肝肾，引血热下行可治肝阳上亢导致的头痛，血热盛于头面的痤疮；薏苡仁利水渗湿、健脾、清热排脓，可消除带下炎症、改善痤疮；白术、山药补脾祛湿；山药固肾止带；人参补益肺脾之气；白芍柔肝理脾，让肝木条达、脾土自强；柴胡、荆芥辛散，得白术则升发脾胃清阳，与白芍搭配能舒肝解郁，风能胜湿；陈皮理气燥湿，补而不滞，行气化湿；车前子利湿清热，让湿浊由小便分利；甘草调和诸药；白芍酸甘化阴，缓急止痛；当归补血活血、止痛调经、润肠通便；地肤子清热利湿止痒，和荆芥相配，祛风胜湿止痒之功更佳；丹参活血祛淤、凉血消痈、除烦安神，和当归、牛膝相配能化久病之瘀，改善月经量少、失眠等症。

六味红枣粥

食材选用 红枣 10 枚，赤芍、白砂糖、延胡索、山楂条、银柴胡各 10 克，白米 60 克，马齿苋 25 克。

食用方法 将马齿苋、银柴胡、延胡索、赤芍加水 1 升大火烧开。再用文火煮半个小时后滤去渣滓。将白米和红枣放入药汁熬粥，加入山楂条和白糖调味拌匀即可。

食疗功效 具有清热除湿、化淤止痛的良好作用。适用于湿热等症。

女性健康处方，阴柔之美由内散发

清新束带煎

主治症状 适用于赤带、阴痒。症见带下赤白相兼，量多，外阴瘙痒，甚则溃破，心烦口苦，夜寐不宁，苔薄舌尖红，脉细数。

方剂组成 人中白、苦参片各10克，细川连3克，细木通、黛朱灯芯各6克，大生地15克，粉丹皮12克。

方剂功效 清心泻火，燥湿止痒。

羊肝炒韭菜

食材选用 韭菜150克，羊肝250克，酱油、植物油、精盐各适量。

食用方法 韭菜清洗干净切段；羊肝洗净切片。用植物油大火煸炒片刻，再加入韭菜、酱油，用旺火急炒至熟。加入精盐即可。

食疗功效 对于女性月经不调和经漏带下都有显著疗效。羊肝味甘、苦，性凉，有益血、补肝、明目的作用。其中补益功效以青色山羊肝最佳。

绿豆粳米粥

食材选用 粳米100克，金银花、草薢各30克，绿豆30~60克，白糖适量。

食用方法 将草薢和金银花清洗干净后煎汁。将绿豆和粳米一同放入药汁中煮粥，然后加入白糖调味即可食用。

食疗功效 清热解毒，对于湿热带下有很好的疗效。绿豆清凉解毒，热性体质及易患疮毒者尤为适宜。

健脾补肾止带汤

主治症状 脾肾虚型带下。

方剂组成 川桂枝、生杭芍、生干姜各10克，生龙牡30克，生山药60克，生甘草6克，红枣6枚。

方剂功效 健脾，补肾，止带。

女性闭经问题，对症开出药膳方

闭经，是指女子年逾 18 岁月经尚未初潮，或已行经而又中断达 3 个月以上的一种月经病。前者称为原发性闭经，后者称为继发性闭经。有的少女初潮后一段时间内有停经现象；妇女更年期的停经及绝经；妊娠期或哺乳期暂时性的停经现象等，均属生理现象。病理性闭经常见原因按部位不同分为：①子宫性闭经，包括先天性无子宫或子宫发育不良，子宫内膜损坏（如物理性创伤、结核感染等）或子宫切除，子宫内膜反应不良等。②卵巢性闭经，如先天性无卵巢或发育不良，卵巢损坏或切除等。③脑垂体性闭经，如垂体损坏引起的功能减退（席汉综合征），脑垂体肿瘤等。④丘脑下部性闭经，包括精神神经因素、消耗性疾病（如营养不良、严重贫血）、药物抑制综合征（如长期使用避孕药）、闭经溢乳综合征、多囊卵巢综合征等等。中医亦称本病为"闭经"，其基本病机为肝肾不足，气血亏虚，阴虚血燥，血海空虚，或因痨虫侵及胞宫，或气滞血淤，痰湿阻滞冲任所致。

袁某，女，30 岁。2 年前进行刮宫术后一直闭经到现在，注射黄体酮 20 毫克 3 次仍然没有行经。如今精神倦怠，乏力，食少，面色无华，头晕，嗜睡梦多，记忆下降，舌质淡，苔薄白，脉沉细弱。

经过一番诊断之后，我断定她所患的是继发性闭经，中医辨证属血虚肾亏，治疗时应当补肾养血。我给她开了四物汤合五子衍宗丸加味，服药 1 个疗程（15 天）后月经来潮，经量较少，色淡红，质稀。又服用 1 个疗程后月经如期，量色质均正常，痊愈。之后月经一直正常。

开经饮

主治症状 血淤，血虚，闭经。

方剂组成 丝瓜络 60 克，枸杞子、红花各 12 克，桃仁 8 克。

方剂功效 补肾养阴，活血通经。

老中医给家人的健康处方

四物汤合五子衍宗丸加味

主治症状 闭经导致的精神倦怠，乏力，食少，面色无华，头晕，嗜睡梦多，记忆力下降，舌质淡，苔薄白，脉沉细弱。

方剂组成 当归、枸杞子各 15 克，熟地、怀牛膝、仙灵脾各 12 克，白芍、覆盆子、菟丝子、五味子、车前子（布包煎）、仙茅各 9 克，川芎 3 克。

方剂功效 此方主治血虚肾亏导致的闭经，方中以五子衍宗丸（枸杞子、菟丝子、覆盆子、五味子、车前子）补肾气，配合仙茅、仙灵脾以补肾阳，五子与二仙合用的目的是既补肾阴又补肾阳，补肾阳能鼓动肾气，补肾阴能增加精液，肾气充实，肾精丰满，则月经如期而至。另外，加用四物汤（当归、熟地、白芍、川芎）增强补血益阴之效，再以怀牛膝补肾通经。本方的功用在于补中寓通，肾气充，肾精足，经水有源，则月经自复。

三紫调心汤

主治症状 适用于继发性闭经，月经停闭逾 3 个月，且因明显的精神因素所致者。症见性情忧郁，心烦易躁，口干咽燥，大便干结，夜寐不宁，苔薄舌质暗红，脉细涩。

方剂组成 紫石英、紫丹参、紫参各 15 元，琥珀末 5 克，淮小麦 30 克，合欢花 10 克，柏子仁、广郁金、生卷柏各 12 克。

方剂功效 润燥宁心，活血调经。

川芎蛋

食材选用 鸡蛋 2 个，川芎 8 克，红糖适量。

食用方法 上述材料加水同煮，鸡蛋煮熟剥去蛋壳再煮片刻，去掉川芎渣子，加适量红糖搅拌即成。吃蛋饮汤。每天分 2 次服用完毕，每月连续服用 5~7 次。

食疗功效 具有活血行气的作用，对于气血淤滞型闭经有很好的疗效。

滋肾降火汤

主治症状 高促性腺激素性闭经。

方剂组成 知母、黄柏、龟板、鳖甲、女贞子、仙灵脾、补骨脂、桃仁各12克，生地18克，赤芍、当归各9克。

方剂功效 滋阴降火，补肾活血。

消迟安神汤

主治症状 精神病药物导致的闭经症。

方剂组成 生石膏30～90克，生地、石斛、麦冬、磁石各30克，当归、桃仁、红花、牛膝各15克，酒大黄10克。

方剂功效 清热泻火，养阴安神。

鳖甲炖鸽

食材选用 鸽子1只，鳖甲50克。

食用方法 鸽子去毛，取出内脏，清洗干净。鳖甲研碎，放入鸽子肚子内。将鸽子放入砂锅，文火炖熟后调味服食。

食疗功效 滋补精血，对于肝肾不足引起的闭经有明显疗效。

牛血汤

食材选用 新鲜的牛血块200克，桃仁12克，精盐、味精各适量。

食用方法 将牛血块和桃仁放入砂锅，加适量清水煲汤。再加入适量精盐和味精调味即可。

食疗功效 有效破淤、行血和通经，对于气血淤滞型闭经有较好的治疗效果。

老中医给家人的健康处方

LAOZHONGYI GEIJIARENDE JIANKANGCHUFANG

女性崩漏莫慌张，药膳调理效果好

崩漏是指经血在非月经时暴下不止或淋沥不尽，前者称为"崩中"，后者称为"漏下"，两者常相互转化，故一般合称崩漏。包括西医的功能失调性子宫出血、生殖器肿瘤引起的不规则阴道出血。其基本病机为肾虚、脾虚、血热、血淤，冲任不能制约经血所致。

记得有一次，我的一个患者来到诊所看病，她今年已经 42 岁了。患病 5年之久，最开始每次月经延时半月之久，最近 2 年来甚至整月淋沥不止，到多家医院检查，没发现器质性病变，被诊断为功能性子宫出血，采用中西药治疗效果不佳，迁延时日，身体瘦弱，委顿不堪，整天卧床，甚至不能轻微活动。

我见她面容憔悴，她告诉我说自己精神困乏，头晕眼花，口干不想饮，胸闷气短，有时会心慌，手足心烦热，焦躁，爱发脾气。晚上难入睡，大便干结，经量最开始特别多，3～5 日后漏下迁延，其脉沉细而数，舌红无苔。很明显，她这是肝肾阴虚，虚热内扰，冲任失养，火扰胞海导致的下血不止，出血时间久反过来更致阴虚。治疗时以滋养肝肾为主，清虚热、固冲任、止血敛血为辅。我给她开的是清宫阿胶膏调理，每天 3 次，连用 1 个月。再次行经时，出血量减少很多，不过仍然淋沥不止 10 天，但是症状已经得到了显著改善，之后按原方坚持治疗 3 个月经周期，月经恢复到 5 天，出血正常，头晕、烦热、心慌、少寐消失，面色红润，精神状态有所提升，至今再未复发。

安冲汤

主治症状 功能性子宫出血。

方剂组成 黄芪、生龙牡各 30 克，白术、生地、乌贼骨各 15 克，白芍、茜草各 12 克，川断 20 克。

方剂功效 调补脾肾，固摄冲任。

清宫阿胶膏

主治症状 功能性子宫出血、子宫内膜增厚。

方剂组成 阿胶、牛肝提取物、红枣肉等几十味原料。

方剂功效 阿胶归肺肾两经，可补肾、补血、补气；牛肝养血补肝；红枣肉归脾胃经，有补中益气、益气养肾、补血养颜、健脾益胃、养血安神、补肝降压、治虚劳损等功效。

缩宫止血汤

主治症状 功血崩漏，月经过多，子宫肌瘤，人流、上环术后等子宫性出血。

方剂组成 益母草、仙鹤草各15～30克，炒蒲黄10～15克，茜草、旱莲草12～24克，乌贼骨10～12克。

方剂功效 缩宫止血。

补肾止崩汤

主治症状 功能性子宫出血（崩漏），青春期或更年期月经过多，出血不止，淋沥不尽，腰酸腿软，属肾虚冲任不固者。

方剂组成 补骨脂、龟板各15克，鹿角胶（烊化）、黄芪、地榆、当归各10克，马齿苋30克。

方剂功效 补肾固冲任，止崩漏。

栀母霜汤

主治症状 青春期功血、月经过多。

方剂组成 炒栀子15克，鸡血藤、益母草、白茅根各30克，红花9克，川楝子、生甘草各12克，鹿角霜10克。

方剂功效 清热养血止血，疏肝理气，调理冲任。

老中医给家人的健康处方

LAOZHONGYI GEIJIARENDE JIANKANGCHUFANG

血崩宁

主治症状 中气不足、冲任不固，阴虚血热，气滞血淤引起的崩漏，月经过多。

方剂组成 黄芪8克，续断18克，当归、阿胶各12克，赤芍、红花、川芎各6克，丹皮15克，炮姜、血余炭各3克。

方剂功效 益气补血，活血化淤，凉血止血。

萸药粥

食材选用 山萸肉60克，山药30克，粳米100克，白糖适量。

食用方法 山萸肉和山药煎汁滤渣。加入粳米和适量白糖煮成稀粥。每日早晚温热服用2次。

食疗功效 具有补肾敛精的作用，对于肾虚型崩漏有明显疗效。

陈皮麦米粥

食材选用 粳米、大麦仁各50克，炒陈皮10克，生苎麻30克，精盐少许。

食用方法 将陈皮和生苎麻洗净后煎汁去渣，放入大麦仁和粳米一同煮粥，粥快要熟时放入少许精盐。分早、晚空腹趁热服用。

食疗功效 具有止血、凉血的功效，十分适合血热崩漏症状者服食。

妊娠之时问题多，对症取膳疗效好

怀孕生子本是一件合家欢乐的事情，但是女性妊娠之时却会表现出诸多问题，烦恼也随之而来：水肿、呕吐、贫血折磨得准妈妈坐立难安。其实，对于这些不适，准妈妈们可以通过适当的药膳调养来缓解，舒舒服服度过孕期。

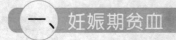

一、妊娠期贫血

妊娠期对叶酸的需求量会变大，正常妊娠每天最低需摄入叶酸 500～600 微克，以供胎儿需求、保持母体正常叶酸贮存。双胎妊娠所需的叶酸量更大。巨幼红细胞性贫血的女性经常由于妊娠期恶心、呕吐、食欲下降而导致叶酸量摄入不足。孕妇患胃肠道疾病时，如慢性萎缩性胃炎、胃部分或大部切除等，导致胃黏膜壁细胞分泌内因子减少，维生素 B_{12} 的吸收发生障碍，出现叶酸、维生素 B_{12} 缺乏。

阿胶羹

食材选用 阿胶 6 克，鸡蛋 2 个，料酒少许。

食用方法 阿胶研碎成末。鸡蛋打破调匀，放入阿胶和适量料酒，在锅内隔水蒸 15 分钟即可食用。随量食用。

食疗功效 此法具有滋阴补血的功效，适用于妊娠血虚、贫血等症。

木耳冰糖

食材选用 白木耳 30 克，红枣 30 枚，冰糖适量。

食用方法 红枣洗净，白木耳用温水泡发洗净。红枣、白木耳一起放入碗中加适量冰糖和水，隔水蒸 1 小时后即可食用。带皮吃红枣和木耳，每天服用 2 次。

食疗功效 具有补气养血的功效，适用于女性妊娠贫血等症。

地黄粥

食材选用 熟地黄 30 克，粳米 60 克。

食用方法 将熟地黄用纱布包好放在砂锅内，加 500 毫升水浸泡片刻，用文火慢煮。砂锅内药汁呈棕黄色后，放入粳米煮成药粥。

食疗功效 对于女性阴虚的妊娠贫血疗效显著。

老中医给家人的健康处方

LAOZHONGYI GEIJIARENDE JIANKANGCHUFANG

牛肉炒菠菜

食材选用 牛里脊肉50克，菠菜200克，淀粉、酱油、料酒各5克，植物油20克，葱、姜末、精盐各适量。

食用方法 将牛里脊肉切成薄片，泡入淀粉、酱油、料酒、姜末调好的汁中；菠菜择洗干净，用开水焯一下，捞出，沥干水分，切成段。锅中放油烧热，放入姜、葱末煸炒，把泡好的牛肉片放入，用旺火快炒后取出。将剩下的油烧热后，放入菠菜、牛肉片，用旺火快炒几下，放精盐，拌匀即可。

食疗功效 牛肉具有补脾胃、益气血的作用，菠菜含铁丰富。适合妊娠缺铁性贫血患者食用。

二、妊娠期呕吐

大概有一半以上的女性怀孕早期会发生早孕反应，如头晕、疲乏、嗜睡、食欲下降、偏食、厌恶油腻、恶心、呕吐等。症状严重程度与持续时间存在个体差异，大都在孕6周前后出现，8~10周至高峰期，孕12周左右症状消失。少数孕妇早孕反应非常严重，恶心、呕吐非常频繁，无法进食，出现体液失衡、新陈代谢障碍，甚至威胁到孕妇的生命安全。

苏叶炖鲤鱼

食材选用 鲤鱼2克（中等大小），苏叶15克，砂仁6克，生姜片适量。

食用方法 鲤鱼去鳞、去内脏，洗净后，入油锅加姜片爆炒至微黄。加适量清水旺火煮沸后，文火慢炖半小时。将砂仁和苏叶放进锅中再煲20分钟，调味后即可食用。

食疗功效 具有健脾行气的功效，适合妊娠呕吐的女性食用。

姜汁牛奶

食材选用 鲜奶200毫升，生姜汁10毫升，白糖20克。

食用方法 将鲜奶和生姜汁、白糖搅拌均匀，旺火煮沸后即可。

食疗功效 具有止呕、除腻和补益胃肠的功效，对于妊娠呕吐者有显著疗效。

龙肝童子鸡

食材选用 童子鸡1只（中等大小），伏龙肝、生姜各60克。

食用方法 生姜洗净后带皮切片，和伏龙肝一起煎汁去渣滓。在汁液中放入童子鸡炖熟即可。

食疗功效 有降腻止呕和补益脾胃的作用，适用于妊娠女性剧吐症状。

三、妊娠期水肿

妊娠水肿可分为轻、中、重三级。较轻症状的水肿，表现在足部和小腿部水肿明显，休息后水肿可以自行消退；如果水肿蔓延到大腿、外阴甚至腹部，则属于中度水肿；重度水肿表现为全身水肿，更甚者可能伴有腹水。

茯苓炖鲤鱼

食材选用 鲤鱼500克，茯苓、白术各30克，当归、白芍、姜片、党参各15克，大腹皮10克，葱、蒜、精盐、酱油各适量。

食用方法 鲤鱼去鳞洗净、去除内脏。将上述草药用纱布包好，和鲤鱼一同放进砂锅，加水适量，文火炖至熟烂。去药渣，加葱、蒜、精盐、酱油调味。

食疗功效 消除重度妊娠水肿。

老中医给家人的健康处方

LAOZHONGYI GEIJIARENDE JIANKANGCHUFANG

老中医给家人的健康处方

LAOZHONGYI GEIJIARENDE JIANKANGCHUFANG

莲子炖排骨

食材选用 猪排骨 250 克，白豆、莲子各 50 克，红枣 10 枚，味精、精盐各适量。

食用方法 猪排骨洗净切块，和上述材料一同放入砂锅中，加水 600 毫升。旺火煮沸后小火炖酥烂，用味精、精盐调味即可。

食疗功效 对于女性妊娠脾虚、体弱食少有良好的补益作用，适合妊娠水肿者食用，效果明显。

红豆炖牛肉

食材选用 晒干的红辣椒 3 个，牛肉 250 克，红豆 200 克，大蒜 25 克，花生仁 150 克。

食用方法 将牛肉洗净切块，和上述材料放进砂锅内，加适量水，小火炖至牛肉熟烂即可。

食疗功效 适合重度妊娠水肿的女性食用。

产后乳汁少，充足乳汁靠食补

产后无乳，或乳汁极少，或乳房胀痛而无乳者，均称为缺乳，为产科常见病之一。一般乳汁缺少与乳腺发育不良、临床出血过多、情志不畅、感染、腹泻、营养不良及乳汁排泄障碍等因素有关。中医称本病为"乳汁不行"或"产后无乳"等，其基本病机为脾胃化源不足，气血亏虚，或情志所伤，肝郁气结，血淤气滞等所致。

曾经有位 25 岁的妇女来我这里看病，她告诉我，从产后 1 周开始奶水不足，口服乳康中成药，效果不佳，前来就诊。她的体质虚弱，再加上产后常常情绪不佳，致使气不顺，我给她开了天浆散治疗，效果显著，1 个星期之后奶水正常，坚持一段时间停药后一切仍然正常。

天浆散

主治症状 乳母元气虚弱，乳汁微少，或生儿日久乳少。

方剂组成 川芎、当归、白芍、熟地、茯苓、天花粉、甘草、王不留行（炒）、麦门冬、漏芦、穿山甲（炒）、通草各3克。

方剂功效 下乳。

产后下乳方

主治症状 产后缺乳。

方剂组成 人参、黄芪、王不留行、当归各12克，穿山甲、通草、川芎、天花粉各10克，炮姜、漏芦各6克。

方剂功效 益气补血，通经下乳。

催乳汤

主治症状 产妇乳汁充盈时间迟缓或乳汁稀少。

方剂组成 党参15克，北黄芪12克，当归20克，大枣、王不留行各10克。

方剂功效 补气养血，通经下乳。

无花果粥

食材选用 无花果50克，粳米100克，冰糖适量。

食用方法 将无花果实清洗干净之后切碎。粳米淘洗干净之后放入锅中，加水熬粥，粥浓稠时，放入无花果、冰糖，煮半小时左右，趁热食用。

食疗功效 健脾益气，养血通乳。适用于产后气虚血亏导致的乳汁不下、无乳且伴随着面色苍白、气短自汗、乏力怠惰、食欲下降等症。

老中医给家人的健康处方

LAOZHONGYI GEIJIARENDE JIANKANGCHUFANG

无花果猪蹄汤

食材选用 无花果 200 克，金针菜 100 克，猪蹄 2 只，生姜、胡椒、大蒜、精盐、味精、葱花各适量。

食用方法 先将猪蹄清洗干净之后切成小块，放入生姜、胡椒、大蒜适量，和无花果一同熬煮至烂熟，之后放金针菜继续煮 30 分钟，调入适量精盐、味精、葱花即可。

食疗功效 清热解毒，通经下乳，能够治疗肝郁气滞、虚火上窜导致的乳汁不下、食欲下降、气血虚亏、神经衰弱等症。

莴苣子粥

食材选用 莴苣子 15 克，甘草 6 克，粳米 100 克。

食用方法 将莴苣子捣碎，和甘草一同放入锅中，倒入 200 毫升水同煮，煮至水剩下 100 毫升时，过滤去渣。将滤汁、粳米一起放到锅内，倒入适量清水一同熬煮至米烂即可。

食疗功效 莴苣子性味苦寒，可下乳汁、通小便；甘草性味甘平，可和中缓急，调和诸药；粳米是补益之佳品。三物合用，即可有效催乳。

炒黄花猪腰

食材选用 猪肾（腰子）500 克，黄花菜 50 克，淀粉、姜、葱、蒜、味精、白糖、植物油、精盐各适量。

食用方法 将猪肾一剖为二，剔掉筋膜腺体。锅烧热后，倒入适量植物油，油热时，放葱、姜、蒜煸香，之后放入腰花爆炒至变色熟透，放入黄花菜、精盐、白糖继续炒一会儿，用淀粉勾芡推匀，调入味精即可。

食疗功效 猪肾性味咸平，能治疗肾虚腰痛，身面水肿；黄花菜性味甘平，可补虚下奶，利尿消肿，有催乳之功。此药膳适合肾虚而缺乳的患者食用。

主治症状 缺乳症，两乳胀痛不通。

方剂组成 王不留行 25 克，穿山甲、通草、路路通各 15 克，漏芦 20 克，麦冬、木通各 10 克。

方剂功效 益阴行气，通经下乳。

猪蹄下乳饮

主治症状 产后乳汁少。

方剂组成 猪蹄 1 副，通草 9 克。

方剂功效 通经下乳。

产后恶露不止，健康处方除恶露

恶露不止指的是女性产后恶露持续 20 天以上仍旧淋沥不尽，导致产后恶露不止的原因有：冲任为病、气血运行失常。通常情况下，恶露在 1 周左右会停止，可有些孕妇甚至会持续两三个月仍旧恶露不止，恶露呈淡红色、白色或淡黄色。

通常情况下，恶露不止和细菌感染有密切关系。生子之后，女性的身体会变得脆弱，受很大的伤害：胎盘剥落会导致子宫伤口创面；胎儿娩出过程很可能会导致子宫颈口撕裂、会阴撕裂；剖腹产会大伤女性元气等。

这些创面都会为细菌感染提供入侵途径，使得子宫久久不能修复，导致血液、细菌、黏液等不断从阴道排出，形成恶露不止。

记得有一次，一位 27 岁的女性来到诊所看病，她因为意外怀孕而进行了人流，人流后 1 个月后恶露不止，伴随着头晕、纳差、乏力。我给她开了当归芍药散加味，嘱咐她回家之后按方服药，连续服药 8 剂后基本痊愈。

老中医给家人的健康处方

LAOZHONGYI GEIJIARENDE JIANKANGCHUFANG

老中医给家人的健康处方

LAOZHONGYI GEIJIARENDE JIANKANGCHUFANG

当归芍药散加味

主治症状 恶露不止，伴随着头晕，纳差、乏力。

方剂组成 白芍24克，炙甘草18克，生芪、熟地、仙鹤草各15克，当归、白术、茯苓、泽泻、香附各10克，川芎、陈皮各6克。

方剂功效 止恶露。

缩宫逐瘀汤

主治症状 产后恶露不绝。

方剂组成 当归、川芎、生蒲黄、生五灵脂、枳壳各10克，党参20克，益母草15克。

方剂功效 缩宫逐淤。

育阴降火汤

主治症状 产后恶露不尽，属热迫冲任者。

方剂组成 生地30克，玄参15克，知母、黄柏、天花粉、炒当归、炒荆芥各10克，炒黄芩6克，清甘草3克。

方剂功效 育阴降火，凉血止血。

银黄汤

主治症状 各类型的恶露不绝。

方剂组成 金银花、益母草各15克，炒黄芩、炒丹皮、炒蒲黄、茜草、焦楂曲各10克，党参12克，贯众炭30克，大黄6克。

方剂功效 清热凉血，活血化淤。

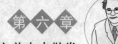

蒲公英泡水

食材选用 蒲公英30克。

食用方法 取出蒲公英放在干净的杯子中，用热水冲泡后服用，每天喝2~3次，每10天为1个疗程，大约服用1个疗程之后恶露就会消失，服用2个疗程疾病就能够被治愈。

食疗功效 蒲公英味道甘苦，性寒，无毒。内含蒲公英甾醇、蒲公英赛醇、蒲公英苦素等成分，古代医籍上记载蒲公英具有清热解毒、消肿散结、利尿通淋之功。现代药理学研究证明，蒲公英的抗菌消炎功效很强，在妇科患者中经常会应用到。

阿胶鸡蛋羹

食材选用 鸡蛋3个，阿胶30克，米酒100克，精盐适量。

食用方法 鸡蛋打散入碗内；阿胶打碎后放到锅内，调入少量米酒，倒入适量清水，开小火炖煮。等到阿胶溶化之后倒入蛋液，调入适量精盐，继续煮一会儿即可。

食疗功效 阿胶有止血补血之功，能辅助治疗子宫出血。

藕汁饮

食材选用 鲜藕1节，白糖20克。

食用方法 将藕清洗干净之后切成小块，放到榨汁机榨汁，倒出，调入适量白糖，搅拌均匀即可。

食疗功效 藕有清热凉血、活血止血、益血生肌之功，能够治疗产后恶露不净、伤口不愈合等症，不过脾胃不好的妈妈不适合吃生藕。

老中医给家人的健康处方

LAOZHONGYI GEIJIARENDE JIANKANGCHUFANG

老中医给家人的健康处方

LAOZHONGYI GEIJIARENDE JIANKANGCHUFANG

生化汤

主治症状 中期引产后胎膜残留症。

方剂组成 当归24克，川芎、桃仁各10克，炮姜3克，炙甘草5克，炒麦芽20克。

方剂功效 活血祛淤，温经止痛。

女人易患乳腺炎，推荐几个防治方

乳腺炎的诱因很多，如乳头畸形、乳头破伤、乳汁淤滞在乳络之中，乳汁太多、乳母疼痛不让婴儿吸尽，进而形成淤乳。受邪毒入侵使得排乳不畅、乳汁积滞，进而形成了乳痈。受邪毒的原因主要有肝郁胃热、感受毒邪、火毒时疫之邪入侵乳房、素体阳虚等。

乳腺炎的早期，乳汁排液会受影响，乳房中出现结节肿块，出现胀痛、压痛，皮肤微微显红，多出现发热发冷、厌食便干等症，早期可以使用鹿青汤治疗。

齐女士，28岁，生产后的第10天就出现了乳房疼痛、发热、发冷、全身不适等，在她的右乳房上发现了肿块，婴儿吮吸的过程中母亲会感到疼痛，所以不敢让婴儿吃奶，乳房有强烈的憋胀感。后经人介绍找到我，我给她开的是鹿青汤内服，外敷大青叶。5天之后，乳房肿块已经消失，并且不再有压痛感，之后我又让她服用鹿角霜配少量红糖，每次服用15克，每天2次，到第7天的时候，症状基本消失。

坤丹膏

主治症状 乳腺炎溃破。

方剂组成 熟石膏27克，升丹3克，东丹4.5克。

方剂功效 贴到溃烂处，可防腐生肌。

九一丹外敷

方剂组成 煅石膏27克，升丹3克。

具体操作 将上述药材研细撒在患处，或用纸捻蘸药插入疮内，上面用膏药盖贴。

方剂功效 通过外敷治疗乳腺炎溃破。

鹿青汤

主治症状 急性乳腺炎。

方剂组成 鹿角霜、大青叶各60克（冲服）。

方剂功效 鹿角霜味咸，性温，归肝经和肾经，温肾助阳，收敛止血；大青叶味苦、大寒、无毒，归肝经、心经和胃经。

排脓解毒汤

主治症状 溃破期乳腺炎。

方剂组成 金银花100克，蒲公英60克，当归15克，白蔹20克，黄芪、赤芍各30克，乳香、没药各12克。

方剂功效 此方能够帮助患者排出体内脓液。

回春药烟熏

主治症状 乳腺炎溃破。

方剂组成 附子、人参、肉桂各3克，干姜6克，黄芪、白蔹各15克，白芥子、艾叶各30克。

方剂功效 排毒生肌。

老中医给家人的健康处方

LAOZHONGYI GEIJIARENDE JIANKANGCHUFANG

芒硝和大黄外敷

方剂组成 芒硝60克，大黄30克。

具体操作 将2味中药研成细末之后放到干净的薄布口袋中，封好口，之后将口袋外敷乳房肿块上，面积要比肿块大些，之后戴上胸罩固定即可。

方剂功效 中药中的芒硝和大黄能够解外毒、散淤积。其中，芒硝为散结好手，大黄能够泻火解毒，能够抑制细菌中蛋白质、核酸的合成，进而抑制金黄色葡萄球菌活性，达到杀菌的目的。芒硝，味咸苦，苦可以泻热，咸可以软坚，将2味药配合在一起，刚好一个解毒，一个散结。

阴道炎惹人厌，用对方剂炎症消

阴道炎即阴道炎症。正常健康女性的阴道对病原体入侵有一定的自然防御功能。如阴道口闭合，阴道前后壁紧贴，阴道上皮细胞在雌激素刺激下增生和表层细胞角化，阴道酸碱度平衡，能够抑制适应碱性的病原体繁殖。颈管黏液呈碱性，阴道自然防御功能受破坏时，病原体容易侵入，诱发阴道炎症。

前段时间诊所来了一位50多岁的女士，她说自己经常手脚冰凉，而且伴随着麻木感，最开始并未放在心上，不过最近却发现自己患上了阴道炎，外阴和阴道像是被火烧了一般，热痒难耐，想用手抓，她告诉我，以前也出现过上述症状，但是每次都是去药店买一瓶清洗液就没事了，可这次好像很严重，已经洗了好几天了，可就是不见好。

我告诉她，就是因为她每次都用同一种药物，导致身体内产生了抗体，等到下次再用时很难再有效果，使用的时间越久，效果就越差，病情也会越来越严重。

我给她推荐了个小秘方——冰片，嘱咐她回去之后如法操作，大概连续应用此法2个月以后，之前的病症就消失了。

冰片消炎法

方剂组成 冰片3克。

具体操作 将纱布消毒，之后用其包好冰片，放进阴道中，放6个小时以上，每天1次即可。

方剂功效 冰片是一种叫做片脑的物质，是从龙脑香的树脂和挥发油中提取出来的结晶。冰片的颜色有类白色和灰棕色2种，气味非常清香，并且还有清凉、清热解毒的效果。呈梅花片状的冰片是半透明的，因此也可以叫做"梅片"。冰片能够抑制金黄色葡萄球菌、绿色链球菌、肺炎双球菌等细菌的生长，让这些细菌变形并且死亡。并且冰片还有很好的抗病毒的效果。此外，还有消炎、镇痛的效果，所以治疗阴道炎是非常有效的。

柴胡石膏汤

主治症状 湿热下注。

方剂组成 柴胡、黄芩、前胡、茯苓、桑白皮各6克，石膏15克，荆芥4.5克，升麻、甘草各3克。

方剂功效 清热燥湿，祛风止痒。

鲜藕鸡冠花散

食材选用 新鲜鸡冠花、鲜藕汁、白糖各500克。

食用方法 将新鲜鸡冠花清洗干净后放入锅中，倒入适量清水煎汁，每20分钟取汁1次，之后加水继续煎，一共取汁3次后，混在一起。开小火浓缩，倒入鲜藕汁，继续煎至黏稠，调入适量白糖，将药汁吸干，拌匀晾干，压碎装瓶。每次服20克，用开水冲服，每天3次。

食疗功效 清热化浊，凉血散淤。适合滴虫性阴道炎。

老中医给家人的健康处方

LAOZHONGYI GEIJIARENDE JIANKANGCHUFANG

老中医给家人的健康处方

苦黄蛇皮汤

主治症状 湿热下注。

方剂组成 苦参、黄柏、蛇床子各30克，金银花、白鲜皮各50克。

方剂功效 清热祛湿，杀虫止痒。

山药扁豆粥

食材选用 鲜山药片、大米各100克，白扁豆、莲子肉各30克，白糖适量。

食用方法 将白扁豆、莲子肉、大米一同放入锅中，倒入适量清水熬粥，粥将熟时，放入山药片、白糖煮至粥成即可。每日1剂，分2次服用。

食疗功效 健脾补肾，去湿化浊。适合脾虚型阴道炎的更年期妇女食用。

蒲公英薏米瘦肉汤

食材选用 猪瘦肉250克，蒲公英、生薏苡仁各30克。

食用方法 将蒲公英、生薏苡仁、猪瘦肉清洗干净，一同放到锅中，倒入适量清水，开大火煮沸后转成小继续煲1~2小时，调味即可。

食疗功效 清热解毒，祛湿止带。适合湿热黄带，症见带下黄臭、质黏、烦渴欲饮、口苦咽干、下腹厉痛、小便短黄、舌苔黄腻、脉滑而数等；也可治疗阴道炎、输卵管炎等属湿热证。

更年期情绪不稳，健康处方来调节

更年期即女性由生育期向老年期过渡的阶段，此时卵巢功能趋于衰退。从40岁开始，历时10~20年，绝经为其标志。在这个阶段，由于激素分泌量减少，会出现以植物神经功能失调为主的症候群，就叫做更年期综合征。

更年期女性会表现出以下症状：月经紊乱；阵发性潮热、出汗、头痛、头晕、心悸、胸闷、恶心；注意力不集中，易怒，失眠多梦，精神抑郁；乳房下垂或萎缩；尿频、尿失禁；容易骨质疏松，还可能伴随着腰背酸痛，容易发生骨折。情绪不稳定是更年期女性的显著表现。

朱阿姨，50岁，原本脾气很好，但是最近常常莫名地发脾气，不是与家人争吵就是把自己关在屋里不说话。面无表情，神情焦虑，血压不稳，连续几个月没有月经，这次月经量非常大。

经过一番诊断，我确定她是在更年期，嘱咐她的家人回去之后多体贴、关心她，不能火上浇油，同时给她开了个甘麦大枣汤，取淮小麦30克，甘草9克，大枣5枚用水煎服，每天1剂，1个星期为1个疗程，上述症状就会逐渐消失。

此方之中的淮小麦果实性平、味甘，入心经，具有养心安神之功，可和肝阴之热，养心液，有消烦利溲止汗之功，为君药；甘草可泻心火、和胃，是臣药；大枣调胃，利其上壅之燥，起辅佐之功。三者搭配，能很好地治疗更年期综合征，没有毒性，安全有效。大概半个月之后，那位女士前来复诊，告诉我自己的情绪已经平稳多了。

枣仁粥

食材选用 酸枣仁30克，粳米60克。

食用方法 将酸枣仁清洗干净后放入锅中，倒入适量清水煎汁，和粳米一同熬煮成粥，每天1剂，连服10天为1个疗程。

食疗功效 适合更年期精神失常，喜怒无度，面色无华，食欲下降等症。

甘麦莲枣汤

食材选用 甘草6克，淮小麦、莲子各15克，麦冬10克，大枣30克。

食用方法 将甘草、淮小麦、麦冬3味药放入锅中煎汁，过滤取汁，用药汁煮莲子、大枣服用。

食疗功效 清心安神，养阴润燥。适合更年期妇女燥动之症。

老中医给家人的健康处方

LAOZHONGYI GEIJIARENDE JIANKANGCHUFANG

女性健康处方，阴柔之美由内散发

甘麦大枣汤加味

主治症状 阴血亏虚导致的失眠、易怒、情绪低落等症。

方剂组成 浮小麦30克，大枣10枚，当归15克，炙甘草、女贞子、郁金、川楝子各10克。

方剂功效 甘草补中；浮小麦补心气；大枣、当归补血；女贞子补肝肾；郁金、川楝子舒肝气。

合欢花粥

食材选用 合欢花（干品）30克，粳米50克，红糖适量。

食用方法 合欢花、粳米、红糖一同放到锅内，倒入500毫升清水，开小火熬煮至粥熟即可。每天晚上临睡前1小时空腹趁温食用。

食疗功效 安神解郁，活血悦颜，利水消肿。适用于更年期易怒忧郁、虚烦不安、健忘失眠等症。

老中医给家人的健康处方

LAOZHONGYI GEIJIARENDE JIANKANGCHUFANG

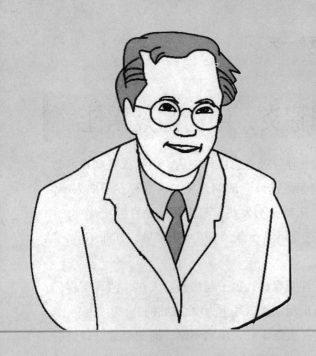

第七章

小儿健康处方，
活泼、可爱每一天

老中医给家人的健康处方

LAOZHONGYI GEIJIARENDE JIANKANGCHUFANG

小儿流行性腮腺炎，中药方效果佳

流行性腮腺炎是儿科常见的一种呼吸道急性传染病，由腮腺炎病毒所致。全年皆有，冬春尤多，多发生于学龄前及学龄期儿童。病毒存在于病人唾液中，主要通过飞沫传给他人。临床特征为发热，腮腺非化脓性肿胀疼痛。中医称本病为"痄腮"，其病机为感受风温邪毒，壅阻少阳经脉，郁而不散，结于腮部所致。

陈先生 8 岁的女儿得了流行性腮腺炎，孩子起病初有发热，两耳下疼痛，咀嚼及张口时疼痛更明显，随后出现左侧以耳垂为中心的肿胀。

眼见孩子的肿胀处边界不清，表面不红，压痛不剧，同侧腮腺管口红肿，并得知她曾与患有流行性腮腺炎的小孩玩过，我说："流行性腮腺炎属中医'痄腮'、'搭腮'、'含腮疮'、'蛤蟆瘟'等范畴。多由温毒之邪从口鼻入侵、内袭少阳、循胆经上攻腮颊、蕴结不解而致。由于肝胆互为表里，肝脉又环绕阴器，所以可并发睾丸炎或卵巢炎。亦偶有温毒内陷，发生头痛、呕吐、痉厥昏迷者。治法初起以清温热、解疫毒为主，辅以消风化痰（消肿）。"

我给孩子开了治疗流行性腮腺炎的基本方——合欢皮合剂外敷，嘱咐陈先生回去之后按方让孩子服药，1 个星期之后，陈先生女儿的病情基本痊愈，一家人都非常开心。

合欢皮合剂外敷

方剂组成 鲜合欢皮 50 克，冰皮 1 克，芒硝 3 克，鸡蛋 1 个。

具体操作 将鲜合欢皮、冰片、芒硝用锤捣碎；鸡蛋去黄取清。用蛋清将上药拌成糊状备用，根据病变部位、大小，取药适量均匀涂于纱布上，贴敷患处，用胶布固定（以不脱落为好），每日换药 1 次。

方剂功效 疏风清热，解毒消肿，散结止痛。合欢皮具有活血，消肿之功，配以软坚泻火的芒硝以及清热止痛的冰片，并以清凉的鸡蛋清调敷，可起到热退肿消结散的作用。

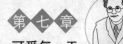

柴胡葛根汤

主治症状 热毒内蕴，身热不解，红肿坚硬作痛。

方剂组成 柴胡、天花粉、干葛、黄芩、桔梗、连翘、牛蒡子、石膏各3克，甘草1.5克，升麻0.9克。

方剂功效 解肌散邪，清热解毒。

抗腮灵煎剂

主治症状 流行性腮腺炎。

方剂组成 夏枯草、生石膏各30克，柴胡、牛蒡子、竹茹各9克，板蓝根15克，大黄、甘草、枳壳各6克。

方剂功效 清热解毒，散结消肿。

三花消腮膏

方剂组成 七叶一枝花、金银花、菊花各适量。

具体操作 将上药按1∶1∶1比例，研成细末，贮瓶备用。药粉加适量米醋，调成药饼，外敷肿胀腮部，纱布覆盖，胶布固定，每日2次。

方剂功效 清热解毒，散结消肿。治疗流行性腮腺炎。

蒲公英外敷方

方剂组成 蒲公英20克。

具体操作 将鲜品捣烂，加鸡蛋清1个，白糖少许调成糊剂，外敷患处，每日换药1次。

方剂功效 清热解毒，散结消肿。治疗急性腮腺炎。

老中医给家人的健康处方

LAOZHONGYI GEIJIARENDE JIANKANGCHUFANG

老中医给家人的健康处方

腮肿速消散

主治症状 痄腮。

方剂组成 薄荷、白芷各30克，大黄、姜黄各15克，乳香、没药、蜂房各9克。

方剂功效 清热解毒，活血消肿。

银翘散

主治症状 风热感冒，发热头痛，口干咳嗽，咽喉疼痛，小便短赤。

方剂组成 连翘、金银花各30克，苦桔梗、薄荷、牛蒡子各18克，竹叶、荆芥穗各12克，生甘草、淡豆豉各15克。

方剂功效 此方之中的金银花、连翘辛凉轻宣，透泄散邪，清热解毒，为君药；薄荷、牛蒡子辛凉散风清热；荆芥穗、淡豆豉辛散透表，解肌散风，为臣药；桔梗、甘草清热解毒、利咽，为佐；竹叶、芦根清热除烦，生津止渴，为使。将上述药物搭配在一起，即可达到辛凉解肌、宣散风热、除烦利咽的目的。

小儿痢疾莫着慌，教你几个治疗方

小儿痢疾容易发生在夏秋季，是腹痛、里急后重，排黏液或脓血便为主症的肠道传染病。多为外受湿热疫毒之气，内伤饮食生冷，积于肠内引发，此证有虚实之分，辨分湿热孰重。如果是实证，治疗时应当以清热化湿、凉血解毒、消积导滞等法为主；如果是虚证，通过补中益气、收涩固脱等法治疗。热重于湿，应当清肠解毒；湿重于热，应当清肠化湿。

一天，一对夫妇带着一个五六岁的小男孩儿急匆匆地来到诊所，孩子的妈妈说，孩子不知道怎么的，从半个月前就开始腹泻，体温时高时低，腹痛阵发，时欲临厕，解则甚少，脓血较多，红白相夹，肛门潮红，舌红苔淡黄厚腻，脉细。经过一番诊断，我断定孩子出现的是细菌性痢疾，属湿热感受时毒，蕴郁肠腑，损伤血络脂质，应当清热利湿、调气和血、解毒止痢。我给那个孩子开的是十味止痢汤加减，连续服药 3 剂。孩子用药后第二天大便即没有脓血，连服 2 剂大便渐成形，复查大便常规正常。继续服原方 3 剂巩固疗效，痊愈。

十味止痢汤加减

主治症状 体温时高时低，腹痛阵发，时欲临厕，解则甚少，脓血较多，红白相夹，肛门潮红，舌红苔淡黄厚腻，脉细。

方剂组成 黄连 6 克，黄芩、黄柏、苦参、椿根皮各 10 克，煨木香、金银花炭、地榆炭各 15 克，赤芍、乌梅各 20 克。

方剂功效 黄连、黄芩、黄柏清热利湿；苦参、椿根皮燥湿解毒杀虫；木香、芍药调气和血；金银花炭、地榆炭、乌梅清热、凉血、解毒、涩肠止痢。将上述药物合用，即可达到清热利湿、调气和血、解毒止痢的目的，而此功效正和湿热痢疾发生的病机相契。

加味椒艾丸

主治症状 小儿急性细菌性痢疾。

方剂组成 黄芩 5 克，乌梅、艾叶、川椒、干姜、大黄、钩藤、黄连各 1 克，槟榔、赤石脂、银花各 3 克。

方剂功效 此方之中川椒、艾叶、干姜温暖脾胃；黄连、黄芩燥湿消热；槟榔行气消滞；乌梅、赤石脂敛肠止痢。现代医学研究表明，川椒、艾叶、干姜是胃动力药，可促胃肠功能恢复；乌梅能改变胃肠道酸碱度，不利于细菌的繁殖生长；黄连、黄芩能强力杀灭痢疾杆菌；赤石脂有吸附之功，可大量吸收病理产物，促进其排出体外，减轻全身中毒症状。上述药材合用，寒温并用，可燥湿运脾、导滞清痢。

老中医给家人的健康处方

LAOZHONGYI GEIJIARENDE JIANKANGCHUFANG

三黄止痢汤

主治症状 小儿急性细菌性痢疾，证属湿热型。表现出腹痛、里急后重、痢下赤白、稠黏气臭，一天十数次或数十次不等，肛门灼热，小便短赤，口干、苦、黏，舌苔黄腻，脉滑数或伴随着发热等。

方剂组成 生大黄、黄柏、槟榔、木香、焦山楂、枳壳各10克，黄连3克。

方剂功效 大黄可除肠胃积垢，推陈致新；辅以黄连、黄柏清热燥湿；配木香、槟榔、枳壳疏利肠道之气滞而除后重；焦山楂佐以消食导滞。将上述药物合用，通腑滑肠，进而止痢。

银楂芍药汤

主治症状 小儿急性细菌性痢疾，证属湿热夹滞型。

方剂组成 金银花20克，生山楂30克，赤、白芍各10克，生甘草6克。

方剂功效 方中未用大苦、大寒、大下之药伤中害脾，而以银花之甘寒清其湿热疫毒；不用大黄、槟榔、黄连之类，而以生山楂消食滞助脾运，又入血分而调气行血；同时并用赤、白芍兼入气血，白芍敛阴安脾而缓急止痛，赤芍行血和营以凉血分，二者一收一散，相得益彰；生甘草泻热安中，与白芍相伍更增缓急止痛之功。全方共奏清热解毒、消食导滞、调气行血之功，而无苦寒大下伤中害脾之虑，故获良效。

三黄仙马汤

主治症状 小儿急性细菌性痢疾，证属湿热壅结脾胃型。

方剂组成 黄连、广木香各6克，黄柏、制大黄、仙鹤草各8克，马齿苋10克。

方剂功效 此为灌肠方。方中的黄连、黄柏清热化湿；马齿苋、仙鹤草清热解毒、凉血止痢；大黄化湿导滞、清除余毒；木香调畅气机。

小儿绦虫病，健康处方帮你治

小儿绦虫病是由寄生在肠道中的幼绦虫引发的疾病。我国最常见的是牛肉绦虫病和猪肉绦虫病。牛肉绦虫病是生食或半生食含活牛囊虫的牛肉后，牛囊虫进入人体，于小肠内受胆汁作用，虫头伸出，吸附于肠黏膜上，成为人的终宿主。猪肉绦虫病为生食或半生食含猪囊虫猪肉患的病，人是终宿主，还可能是吞食其虫卵成为其中间宿主而患上的疾病。诊断以粪检出、排出绦虫节片作为主要依据。猪囊虫病易诱发脑病、癫痫、眼病、皮下组织和肌肉疾病，活体组织检查能确诊此症。

去年夏天，有位年轻的妈妈带着个 5 岁的小男孩来到诊所，检查报告显示，孩子的粪便中有虫卵，肛门拭涂片阳性。孩子是吃了没有煮熟的猪肉、牛肉引起的，典型症状是上腹或全腹隐痛，消化不良，粪便内发现虫节片。

我给那个孩子开了个治疗绦虫病的驱虫方，嘱咐孩子的妈妈回去之后每天让孩子服此药，连服 3 天。

驱 绦 汤

食材选用 南瓜子肉 60～120 克，槟榔 30～60 克。

食用方法 先将南瓜子肉嚼碎吞服，隔 1～2 小时后继续服槟榔煎的浓汁。4～5 小时后即可排出虫体。

食疗功效 治疗绦虫病。

下 绦 汤

食材选用 鸡心槟榔 60～120 克，大黄 6～9 克。

食用方法 先将槟榔打碎，之后放到清水中浸泡 24 小时，煎煮 1 小时，放入大黄，煎 10 分钟后过滤取汁，空腹顿服。

食疗功效 驱除绦虫。

老中医给家人的健康处方

LAOZHONGYI GEIJIARENDE JIANKANGCHUFANG

驱虫方

食材选用 槟榔、雷丸各30克，石榴皮15克，芒硝9～12克。

食用方法 雷丸研细末，槟榔、石榴皮煎汤冲雷丸末服，半小时后温开水冲芒硝粉服，每日1次，连服3天。

食疗功效 槟榔、雷丸、石榴皮杀虫，芒硝粉泻热通便以下虫。

化虫丸

主治症状 肠中诸虫证。症见腹内疼痛，往来上下，疼痛剧烈，呕吐清水，或吐蛔虫。

方剂组成 鹤虱、苦楝根皮、槟榔、枯矾各1500克，铅粉370克。

方剂功效 鹤虱苦辛平，有小毒，可驱杀诸虫；苦楝根皮苦寒有毒，能驱杀蛔虫、蛲虫，还能缓解腹痛；槟榔辛苦温，可驱杀蛔虫、绦虫、姜片虫，而且可借助其轻泻导滞之功促进虫体排出；枯矾、铅粉有杀虫之功。

槟榔南瓜子汤

食材选用 槟榔50克，南瓜子100克，雷丸30克，乌梅20克，蜀椒、芒硝各3克。

食用方法 早晨起床后先空腹吃南瓜子，1小时后取槟榔、蜀椒、乌梅煎剂1/2的量冲服雷丸粉，半小时之后取其煎剂1/2的量冲服芒硝。

食疗功效 治疗绦虫病。

小儿蛔虫病，中医药方驱虫治病

蛔虫病是指蛔虫寄生于人体小肠内所引起的寄生虫病。多因食用被虫卵所污染的食物所致，是小儿的常见病。临床以食欲不振，脐周疼痛，甚或体瘦腹大，大便排出或检查有蛔虫卵为主要表现。

我诊治了一位患有蛔虫病的孩子，孩子是因为吃了被蛔虫卵污染的瓜果、蔬菜等食物或生水而感染发病。他的症状很典型：脐周不固定部位的腹痛，发生突然，片刻自行缓解，易饥，夜间磨牙，荨麻疹。

治疗蛔虫病以驱蛔为主。

我给那个孩子开了治疗蛔虫病的基本方，嘱咐孩子的妈妈回去之后让孩子按方服药，连续服药3个疗程之后，孩子的病情就基本痊愈了。

基本方

主治症状 脐周围不固定部位腹痛，发生突然，能短时间自行缓解，易饥，夜间磨牙，荨麻疹，大便中有虫卵。

方剂组成 苦楝根皮12克，槟榔、使君子、制大黄各9克，甘草3克，枳实6克。

方剂功效 苦楝根皮、使君子、槟榔驱蛔消积；枳实、制大黄泻下蛔卵；甘草缓急止痛（虑其泻下时可引起腹痛），又能中和苦楝根皮的小毒。

加减乌梅汤

主治症状 小儿蛔虫病。

方剂组成 川楝子、使君子、乌梅、黄连各6克，细辛1.5克，玄胡、槟榔各9克。

方剂功效 驱虫安蛔。

茵梅汤

主治症状 小儿胆道蛔虫症。

方剂组成 茵陈、乌梅、苦楝皮各30克，槟榔15克。

方剂功效 安蛔驱虫，清肝利胆，行气止痛。

梅椒二黄汤

主治症状 小儿胆道蛔虫症。

方剂组成 乌梅、使君子、鹤虱、大黄各10克（生用、后下），花椒5克，黄连2克。

方剂功效 安蛔定痛，杀蛔驱虫。

通下杀虫方

主治症状 小儿蛔虫症。

方剂组成 生大黄15克（后下），芒硝10克（化服），厚朴25克，枳壳、桃仁各12克，槟榔20克。

方剂功效 通下杀虫。

小儿鹅口疮，选好方剂吃饭香

鹅口疮又叫雪口病、白念菌病，是真菌感染所致，属于儿童口腔常见病。主要表现为口腔黏膜表面形成白色斑膜，多发生在婴幼儿的身上，此病致病菌是白色念珠菌。婴儿营养不良、体弱时均可发病。

纪某，女，1岁，口腔舌面满布白屑，面赤唇红，烦躁不宁，叫扰啼哭，口干或渴，大便干结，小便短黄，舌质红，脉滑，确诊为心脾积热型鹅口疮，给她开了清热泻脾散，每次取3～6克服下，几天之后，上述症状减轻。

冰硼散

主治症状 小儿口内白屑布满。

方剂组成 冰片5克，硼砂10克。

方剂功效 清热解毒，消肿止痛。

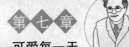
清热泻脾散

主治症状 心脾积热型鹅口疮。

方剂组成 黄连、黄芩各 6 克，山栀子 9 克，石膏、生地各 12 克，灯芯草 3 克。

方剂功效 清泄心脾积热。

红吹散

主治症状 口糜，口疮，舌碎，牙疳，咽喉病等症。

方剂组成 朱砂 2.5 克，月石、玄明粉各 9 克，乌贼骨 8 克，煅石膏、冰片各 1.5 克，西瓜霜 3 克。

方剂功效 祛腐生新，利咽消肿。

六味地黄肉桂汤

主治症状 口、舌白屑稀少，周围红晕，或口、舌糜烂，形体虚弱，面白唇红，神气困乏，口干不渴，或大便稀溏，舌嫩红，脉细。

方剂组成 熟地 12 克，淮山 9 克，山萸肉、泽泻、茯苓、丹皮各 6 克，肉桂 3 克（冲服）。

方剂功效 滋阴潜阳，引火归元。

加减导赤散

主治症状 口腔黏膜糜烂，漱口痛。

方剂组成 生地 30 克，木通、黄芩、山栀子、天花粉、甘草梢各 10 克，连翘 12 克。

方剂功效 清热泻火，养阴生津。

茯苓汤

主治症状 口腔糜烂，反复发作。

方剂组成 生黄芪30克，党参、土茯苓各20克，白术15克，茯苓12克，炙甘草6克，肉桂3克。

方剂功效 健脾补中，清热利湿。

加味连理汤

主治症状 口糜口臭，胃热脾虚。

方剂组成 白术、党参、茯苓各15克，黄连、干姜各6克，石膏、淮山药各20克，甘草3克。

方剂功效 清胃泻火，除湿健脾。

小儿夜啼睡不好，用对方剂哭声止

小儿夜啼是指由多种原因导致的患儿夜寐不安，啼哭不停，甚至通宵达旦，并有定时发作趋向的一种病理状态。一般尤多见于新生儿及婴儿。主要是喂养过程中调护不当，如尿布潮湿未及时更换、口渴、饥饿、惊吓等，或与感冒、腹痛、虫咬、发热等疾病有关。中医认为，本症的发生多由起居不适、寒热失调、饮食积滞、受惊恐吓等原因所致。病机关键为心脾逆乱，神不守舍。

东东，女，1岁5个月，1个月前不小心从床上跌下，受惊而夜间啼哭不止，有时甚至整晚啼哭。服用过小儿惊风散但未见好转。我找出孩子的劳宫（位于手掌心，第2、3掌骨间偏第3掌骨，握拳屈指时中指尖处）和百会（背部，后发际正中上7寸处）、神阙穴（即肚脐眼）、雀啄灸，每穴5分钟，之后点刺中冲穴放血，当晚就停止了啼哭，一直睡到第二天早上。连续观察2个星期之后没复发。

对于小儿夜啼症，除了采用艾灸之法，还有一些中药方剂、药膳的效果也是非常不错的。

清心宁神茶

主治症状 小儿夜啼，手足心热或午后潮热，口干，舌红。

方剂组成 淡竹叶 3 克，辰灯芯 1 小撮，绿茶 0.5 克，蝉衣 1 克。

方剂功效 清心安神。

钩藤饮

主治症状 小儿夜啼，入夜惊闹，日间倦乏，食欲下降，指纹淡紫，舌质红苔白。

方剂组成 钩藤、乌药、益元散各 10 克，蝉衣、木香、槟榔各 3 克。

方剂功效 镇肝潜阳，行气消积。

淡竹叶粥

食材选用 淡竹叶 30 克，粳米 50 克，冰糖适量。

食用方法 将淡竹叶放入锅中，倒入适量清水煎汤，去渣后放入粳米、冰糖熬粥。每天早、晚分别吃 1 次，稍温顿服。

食疗功效 治疗心火炽盛而出现的夜啼。

镇惊安神汤

主治症状 小儿夜啼，烦躁易怒，哭闹无常，食欲时好时坏。

方剂组成 象牙丝、独脚金、钩藤各 9 克（后下），蝉衣 3 克，白芍 6 克，山楂 12 克。

方剂功效 镇惊安神。

老中医给家人的健康处方

LAOZHONGYI GEIJIARENDE JIANKANGCHUFANG

老中医给家人的健康处方

疏风清热镇惊汤

主治症状 小儿夜啼。

方剂组成 荆芥、防风、焦三仙各5克，蝉衣、薄荷、黄连各3克，琥珀1克（冲），甘草2克。

方剂功效 疏风清热，重镇安神。

干姜粥

食材选用 干姜1～3克，高良姜3～5克，粳米100克。

食用方法 先煎干姜、高良姜取汁，过滤去渣，之后放入粳米一同熬粥。

食疗功效 温暖脾胃，散寒止痛，能够治疗由于脾脏虚寒而出现的夜啼。

小儿咳嗽别慌张，分好寒热再开方

小儿感冒咳嗽多为受凉、气管或肺受感染所致，吃得过凉也会导致咳嗽。孩子的脾胃功能相对来说比较弱，应当禁食寒凉，防止加重病情。小儿感冒咳嗽如果能进行适当的饮食调养，有助于疾病的迅速痊愈。

从中医学角度而言，咳嗽分为湿热咳嗽、寒喘咳嗽、发热咳嗽和伤风咳嗽等。具体情况要到专业儿童医院咨询治疗，要从根本处解决问题，不要仅仅医治咳嗽这个表象的症状。

朋友的儿子今年3岁了，经常感冒，一感冒就咳嗽，接下来就是发热，发热之后就得去医院。后来我给朋友推荐了个方子：甘草3克，苦杏仁、枇杷叶、茯苓、紫苏梗、紫菀、黄芩各12克，桔红皮5克，鱼腥草、冬瓜子各15克，百部、前胡各10克。我嘱咐朋友，每次孩子感冒刚起时就按方抓药让孩子服用，如今，不仅医院少去了，孩子也少受了很多罪。不过，对于感冒引发的咳嗽，还应当辨清寒热，之后再开方服药。如果觉得中药方剂不好掌握，可以选择药膳止咳，操作简单，毒副作用低，非常适合小儿。

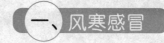

一、风寒感冒

热橘子

食材选用 橘子1个。

食用方法 橘子带皮放在火上一边烤一边翻动，直到橘皮发黑冒出热气。剥开橘皮，橘瓣已经变得温热，即可食用。1天可以吃2～3次。大橘子小孩1次可以吃2～3瓣，小贡橘每次可以吃1个。

方剂功效 止咳化痰。

姜末炒鸡蛋

食材选用 鸡蛋1个，生姜适量。

食用方法 鸡蛋打破搅匀，姜切成碎末。麻油适量在炒锅内烧热，放入姜末和鸡蛋炒熟后即可。每晚临睡前吃1次，坚持数天。

食疗功效 治疗小儿咳嗽。

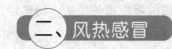

二、风热感冒

梨裹川贝

食材选用 梨1个，川贝5～6粒，冰糖适量。

食用方法 将川贝研磨成细粉。梨洗净去皮，中间切开去核，放入川贝粉和几颗冰糖。把梨拼对好放入碗内，在锅内蒸半个小时即可。1次食用一半。

食疗功效 治疗小儿风热咳嗽。

老中医给家人的健康处方

LAOZHONGYI GEIJIARENDE JIANKANGCHUFANG

老中医给家人的健康处方

马兰头金银花饮

食材选用 马兰头、金银花各50克，甘草10克。

食用方法 将马兰头、金银花、甘草一同放入锅中，倒入适量清水煎汁，每天服3~4次。

食疗功效 治疗发热胸闷、头昏乏力、小便短赤等风热感冒证。

绿豆茶

食材选用 绿豆（磨碎）30克，茶叶10克，红糖适量。

食用方法 将绿豆和茶叶一同装到布袋内，倒入适量清水煎汁，去茶袋，调入红糖即可。

食疗功效 清热解表。

小儿百日咳，选好方剂止住咳

百日咳是一种小儿常见的呼吸道传染病，病菌是百日咳杆菌，主要症状为阵发性痉挛性咳嗽，同时伴随着鸡鸣样吸气。治疗不当，可能会并发肺炎、脑病等。百日咳的病程较长，常常会持续2~3个月，严重影响到孩子的身体健康。所以，家长在发现孩子患上百日咳后要及早治疗。百日咳患者可选择抗生素来清除鼻咽处的百日咳杆菌。

小燕，女，3岁，连续咳嗽3个星期，阵发性痉挛性咳嗽，咳嗽的时候伴随着鸡鸣样回声，夜间症状加重。给她开了桃仁、红花、桑白皮、桔梗各5克，白茅根8克，连服3剂之后，咳嗽的频率明显降低，也不那么剧烈了，不过仍然有血行痰沫，继续服用此方3剂，上述症状消失。

桃仁红花煎汤

主治症状 百日咳痉咳期。

方剂组成 桃仁、红花、川芎、甘草各3克，桔梗、赤芍、川贝、地龙、鹅不食草各5克，炙百部6克。

方剂功效 清肺活血，止咳化痰。

桑白皮汤

主治症状 百日咳痉咳期。

方剂组成 桑白皮、半夏、紫苏子、苦杏仁、贝母、黄芩、黄连、栀子各2.4克。

方剂功效 泻肺清热，解痉镇咳。

四子杏仁饮

主治症状 百日咳。

方剂组成 葶苈子、苏子、莱菔子、白芥子各4.5克，杏仁、二丑、枇杷叶各3克，防己3.5克，大枣1枚。

方剂功效 宣肺降气，除痰湿，和脾胃。

紫茶桑皮汤

主治症状 百日咳。

方剂组成 紫草、矮地茶、沙参、桑皮各10克，杏仁6克，贝母、桃仁、甘草各5克。

方剂功效 解毒，祛痰，活血。

老中医给家人的健康处方

LAOZHONGYI GEIJIARENDE JIANKANGCHUFANG

小儿健康处方，活泼、可爱每一天

车前草汤

主治症状 小儿百日咳。

方剂组成 车前草9克。

方剂功效 清热，利尿，祛痰，凉血，解毒。

五子一花饮

主治症状 百日咳。症见顿咳阵作，连声不断，喉中有声，须咳出痰涎为止，面赤，涕泪俱出，甚或见眼睑水肿，舌质溃疡，大便秘结等。

方剂组成 炒牛蒡子、炒苏子、旋覆花各5克，炒葶苈子3克，青蒿子3~5克，炒山楂子6克。

方剂功效 化痰止咳，降气行水。

百咳灵

主治症状 百日咳。

方剂组成 杏仁、木蝴蝶、牛蒡子、白芥子、郁金各6克，百部、炙冬花、麦冬、炒枳壳、炙桑皮各10克。

方剂功效 化痰，行气，止咳。

小儿发热怎么办，查明原因再退热

发热是指体温超出正常范围高限，是一种小儿常见症状，正常情况下腋下体温应该在36~37℃（肛表体温比口表高0.3℃左右，口表体温比腋表高0.4℃左右），腋表超出37.4℃就是发热。通常情况下，发热是身体和入侵病原作战的一种保护性反应，是人体正在发动免疫系统抵抗感染的过程。发热过高或长期发热会连累机体各种调节功能，进而影响小儿身体健康，所以，

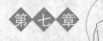

家长在确认孩子发热之后，要积极查明原因，进行有针对性的治疗。

　　小航，男，4岁，每到夜间就会发热，胃纳不减，睡眠安稳，最开始微热，之后温度逐渐上升，清晨时高热（腋下体温高达 39.5℃），肌肤火烫，面赤唇红，稍微有些气喘，咽部红肿，舌部干红。我给那个孩子开的方子是：生石膏 20 克，银花、青蒿各 10 克，连翘、淡竹叶、荆芥、淡豆豉、炒山楂各 6 克，薄荷、黄芩、生甘草各 3 克，芦根 12 克。3 剂。开大火急煎，上午 9∶00 服头煎，下午 2∶00 热退身凉。

　　下面再来为大家介绍几种适合小儿用的退热方。

芦根竹叶汤退高热

食材选用 鲜芦根 100 克，鲜竹叶 50 克。

食用方法 将芦根、竹叶一同放入锅中，倒入适量清水煎汁。

食疗功效 清热除烦。

葱白豆豉汤

食材选用 淡豆豉 9 克，葱白 5 个。

食用方法 将淡豆豉和葱白一同放入锅中，倒入适量清水煎汁，趁热服下。

食疗功效 发散风热，解表、和胃。治疗小儿夏季感冒。

生石膏治外感发热

食材选用 生石膏 18 克，薄荷 4 克，鲜芦根 20 克，金银花 15 克，地骨皮、连翘、白薇、板蓝根各 9 克。

食用方法 上药除薄荷外，放到清水中浸泡，之后浓煎 10 分钟，放入薄荷，继续煎 5 分钟，过滤取清汁备用。每天 1 剂，每剂分成 2~3 次服下。

食疗功效 清热，解毒，除烦。

芥末面外涂

方剂组成 芥末面适量。

具体操作 用开水冲调好后摊在布上，贴在喉部、胸上部和背部，用棉花盖20分钟后取下，棉花十层盖皮肤，最后将热毛巾拧干盖到棉花上。

方剂功效 治疗小儿感冒、发热。

南星雄黄饼敷脚心

方剂组成 生南星、雄黄各12克。

具体操作 将生南星和雄黄一同研成末状，用醋调和，制成2个饼，敷到脚心上，用布扎好药饼。药量少可加面粉，天冷可将饼放到火上焙热。

方剂功效 治疗小儿感冒、发热。

葱头治婴儿感冒

方剂组成 葱头7个，姜1片，淡豆豉7粒。

具体操作 将上述药材一同捣烂，蒸热，摊到敷料上，等到温度适宜时贴到婴儿囟门上，之后用热水袋加温一会儿。

方剂功效 治婴儿感冒发热、鼻塞。贴药之后汗出热退。

鸡蛋绿豆饼外贴

方剂组成 绿豆125克，鸡蛋2个。

具体操作 将绿豆研磨成粉，放到锅中炒热，打入蛋清调和，捏成小饼贴在胸部，3岁左右患儿贴半小时左右，1周岁以内患儿贴15分钟。

方剂功效 治疗小儿发热。

黄瓜叶白糖退热

食材选用 鲜黄瓜叶 1000 克，白糖 500 克。

食用方法 黄瓜叶清洗干净之后放入锅中，倒入适量清水煎汁 1 小时，过滤去渣，开小火煎煮，浓缩到将要干锅时停火，晾凉后调入适量白糖，压碎装瓶。每次服 10 克，用开水冲服，每天服 3 次。

食疗功效 退热，治疗小儿发热。

小儿积食不适多，推荐几个药膳方

小儿积食主要指小儿乳食过量，伤及脾胃，乳食停滞在中焦而形成的胃肠疾患。积食多发生在婴幼儿的身上，会表现出腹部胀满、大便干燥或酸臭、口气臭秽、嗳气酸腐、腹部胀热等。食积时间一久，会导致小儿营养不良，影响其正常的生长发育过程。

小美，女，2 岁。小美的妈妈告诉我，由于"十一"国庆长假，孩子食欲大开，吃了很多肉。近 2 天来，不思饮食，食而不化，大便不调，食欲下降。

我对孩子进行了一番检查：孩子身体状况不错，营养充足。听诊：心肺正常，实验室检查血象正常。我并没有给孩子开药，而是对其进行捏脊治疗，连续捏脊治疗 3 次后，症状显著好转。1 个疗程之后，上述症状消失，饮食恢复到正常状态。同时嘱家长按照我的方法为孩子捏脊，每个星期按摩足三里穴（位于小腿外侧，犊鼻下 3 寸，犊鼻和解溪连线上，浅层布有腓肠外侧皮神经）2～3 次。平时注意养成良好的饮食习惯。在随后 1 年的随访中，患儿饮食良好。

捏脊法的具体操作法：患儿俯卧位，按摩者的双手半握拳，两根食指抵在背脊上，将双手拇指伸向食指处，合力夹住肌肉向上提；食指向前推，拇指向后退，做翻卷动作，双手同时向前移动，从长强穴（位于尾骨端和肛门

老中医给家人的健康处方

LAOZHONGYI GEIJIARENDE JIANKANGCHUFANG

之间）沿着督脉双手交替捻动，直捏至大椎穴（第7颈椎棘突下凹陷中）。重复此操作5次，捏第3次时，每捏3把，提皮肤1次。之后从下到上沿双侧膀胱经采取同样的手法反复做3~5遍后，按揉足三里2~3分钟。每天1次，5天为1个疗程，停按3天后，做第2个疗程。

按摩的过程中要注意，捏拿肌肤不能过多，也不能太少。过多不容易向前推，过少皮肤较痛易滑脱。捏拿的时候不能拧转肌肤。操作时，先捏肌肤，之后提拿，而后捻动，最后推动，动作协调。脊背皮肤感染、紫癜患儿不能采取这种方法。

接下来再推荐几个能够有效缓解小儿积食不适的健康处方。

胡萝卜红糖汁

食材选用 胡萝卜1根，红糖30~50克。

食用方法 将胡萝卜清洗干净之后剁碎煎汁，过滤去渣，倒入1升清水，调入适量红糖，开大火烧沸即可。

食疗功效 此药膳之中富含碱性物质、果胶，可以有效促进大便成形，吸附细菌、毒素，使其与大便一同排出体外，非常适合积食小儿饮用。

面粉牛奶汤

食材选用 面粉、牛奶、红糖各适量。

食用方法 面粉和牛奶按1:10的比例，倒入适量清水搅拌均匀，调入适量红糖即可。

食疗功效 牛奶味甘、性平，有补气血、益肺胃、生津润肠之功。此药膳有助于小儿消化。

焦金汤

主治症状 积食伴随着恶心、呕吐、厌食等。

方剂组成 焦三仙、鸡内金各10克。

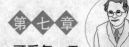

方剂功效 焦三仙即焦麦芽、焦山楂、焦神曲，3味都是非常好的消积化滞之品；鸡内金味甘，性平，有健胃消食之功。

菜菔子砂仁汤

主治症状 积食伴随着腹胀、打嗝。

方剂组成 菜菔子10克，砂仁2克。

方剂功效 菜菔子有消积滞、化痰热、下气、宽中、解毒之功；砂仁有化湿开胃、温脾止泻之功。

小儿厌食身形瘦，中医处方提食欲

小孩厌食表现为拒食和长期食欲不振。有些家长过于娇惯孩子，喂养方法不正确就会导致孩子厌食。孩子体内缺锌、长期便秘、佝偻病或者贫血以及慢性肠炎，也会引起厌食。

明明，男，4岁，由于父母喂养不当，导致孩子出现了受纳运化失健型厌食，我给他开的是砂仁粥，嘱咐孩子的父母回家之后每天给孩子熬此粥，连续吃3天之后，孩子的食欲显著提升。

砂仁粥

食材选用 砂仁2~3克，大米50~75克。

食用方法 先将砂仁捣成细末。大米淘洗干净放到小锅中，倒入适量清水熬粥。粥将熟时，调入砂仁末，继续煮一会儿即可。作早、晚餐食用，趁温服食。砂仁要后放，不能久煮，防止其有效成分挥发。

食疗功效 健脾胃，助消化。适合小儿食欲下降、消化不良。

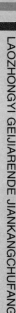

香砂藕粉糊

食材选用 砂仁 2~3 克，木香 1~2 克，藕粉 30~50 克，白糖适量。

食用方法 将砂仁和木香一同放到碾槽中，研成细末，每次取 1/5~1/3 的药末，和藕粉、白糖一同放到碗中调和均匀，用沸水冲泡，搅拌成糊即可。每天服 1~2 次，连服 2~3 天。

食疗功效 健脾开胃，适合小儿厌食症。应当趁热服食，冷服会损伤脾胃。

消积散

主治症状 饮食失调、喂养不当导致的受纳运化受影响。

方剂组成 焦神曲、焦山楂、焦麦芽各 4.5 克，鸡内金 1.5 克，枳壳 3 克。

方剂功效 消食导滞。

理脾化滞汤

主治症状 脾胃不和。

方剂组成 茯苓、藿香、焦曲、焦谷、稻芽各 10 克，木香、川朴、川连、砂仁、鸡内金各 3 克，栀子 6 克。

方剂功效 清热化滞，理脾助运。

凉润增食汤

主治症状 脾胃阴虚。

方剂组成 沙参、麦冬、扁豆、玉竹、天花粉各 10 克，山楂、麦芽、鸡内金各 7.5 克，百合 15 克。每日 1 剂，日服 2 次。

方剂功效 滋补胃阴，增进食欲。

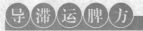
导滞运脾方

主治症状 脾失不运，饮食积滞。

方剂组成 北沙参10克，炒扁豆、炒苡仁、槟榔、莲米各8克，炒白术、炒枳壳、乌梅各6克，砂仁、胡黄连各3克，焦三仙18克。

方剂功效 导滞运脾。

小儿便秘不用愁，中医教你通便方

小儿便秘的表现症状是大便干燥、坚硬，或者间隔时间长，两三天甚至更长时间才排便1次。饮食不当、病后体弱、体内火气太盛、饮食过饱而伤食等，都可能引起小孩便秘。

梅梅，女，1岁半，舌尖通红，舌苔黄腻，小便黄，便秘，典型的胃肠积热征兆，我给患儿推荐的是蒲公英煎汁法，连续服用2剂之后，黄厚舌苔减少，继续服用5剂之后舌苔变成薄白，便秘痊愈。

小儿便秘可以分成积热便秘和虚弱便秘两大类，不同类别的便秘治疗方法也是不同的，下面就来分别介绍一下：

一、小儿积热类便秘

小儿积热类便秘是指喂养不当或者过饱伤食造成的便秘。表现症状为大便干燥坚硬，小儿腹胀、腹痛、烦躁不安，手心、脚心发热，口气发臭难闻。

枳术丸合柴胡疏肝散

主治症状 脾升胃降失常，浊阴不降，大肠气机受影响，致使传导功能下降，糟粕内停，出现便秘。

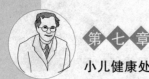

方剂组成 白术 10 ~ 20 克，枳壳 6 ~ 10 克，陈皮、党参、当归、香附、白芍、生麦芽、冬瓜仁、郁李仁、火麻仁各 10 克，柴胡、甘草各 6 克。

方剂功效 党参、白术健脾益气；陈皮、枳壳健脾助运；香附、生麦芽、柴胡疏肝解郁；当归、白芍和血润肠；冬瓜仁、郁李仁、火麻仁润燥通便；甘草调和诸药。将上述药材合用，即可健脾气，舒肝气，通大便。

菠菜米粥

食材选用 菠菜 100 克，粳米 50 ~ 100 克，油、精盐等适量。

食用方法 菠菜洗净，放入开水中煮至半熟，捞出切段。粳米淘洗干净煮粥，粥成后放入菠菜再稍微煮一会儿，加油、精盐等调味。每天服用 1 剂，分 1 ~ 2 次服用，连服 5 ~ 7 天。

食疗功效 菠菜性凉，味甘辛，无毒，具有促进肠道蠕动的作用，利于排便，且能促进胰腺分泌，帮助消化。

蒲公英煎汁

食材选用 蒲公英 10 克（1 ~ 2 周岁的患儿）。

食用方法 将蒲公英放到清水中浸泡 10 分钟，开大火煮沸，之后转成小火继续煎 15 分钟，3 岁以内的孩子每次服 50 毫升，加大 1 岁加 10 毫升，每天服 2 次。

食疗功效 化热毒，消恶肿结核，解食毒，散滞气。

二、小儿虚弱便秘

小儿虚弱便秘指的是小孩身体虚弱或者大病之后引起的便秘。表现为大便先干后稀，艰涩难解，食欲不振，腹部胀满，疲倦乏力，脸色发黄。

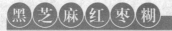

黑芝麻红枣糊

食材选用 黑芝麻 40 克，红枣 10 枚。

食用方法 黑芝麻放到锅中炒脆后研成末状。红枣去核之后和黑芝麻粉一同捣烂，用温开水送服，每天 1~2 剂，连续服 7~10 天。

食疗功效 治疗小儿便秘效果显著。

双肉粥

食材选用 糯米 50~100 克，肉苁蓉 24 克，肉桂末 3 克。

食用方法 将肉苁蓉清洗干净后捣烂成泥，和糯米一同熬煮成稀粥，之后放入肉桂末搅拌均匀，调入少许油、盐，分成 1~2 次服食。每日 1 剂，连服 5~7 天。

食疗功效 治疗阳虚导致的大便秘结、排便无力、小便清长、手足不温等症。

海参槐花大肠汤

食材选用 猪大肠 15 厘米，海参 12 克，槐花 18 克，麻油、精盐、葱、姜各适量。

食用方法 猪大肠洗净，塞入海参和槐花，将大肠两头用干净丝线扎紧煮至熟烂。根据小儿口味加入麻油、精盐、葱、姜等调味。喝汤吃肉，每天或者隔日 1 剂，连续服用 5~7 次。2 岁以下小孩只宜喝汤。

食疗功效 有效治疗小儿便秘。

小儿遗尿莫着慌，介绍几个控制方

正常情况下，小儿从三四岁开始控制排尿，如果已经到了五六岁，仍然经常性尿床，每个星期 2 次，而且持续至 6 个月，医学上称之为"遗尿症"。

老中医给家人的健康处方

LAOZHONGYI GEIJIARENDE JIANKANGCHUFANG

夜遗尿是小儿常见病，男孩儿的发病率比女孩儿高。

小儿遗尿症有原发性和继发性之分，其中，原发性遗尿指小儿从小就开始遗尿，继发性遗尿指小儿曾停止遗尿最少 6 个月，之后又出现遗尿。除了疾病导致的尿床之外，原发性夜遗尿的确切病因至今不明。

沈某，男，10 岁，从小开始遗尿，每天晚上 1 次。其面色少华、纳差、神倦、睡眠不易唤醒，夜间被家长强行唤起也是神识昏蒙，舌淡苔白，脉细。我给他开了遗尿治疗方：附片 9 克，肉桂 6 克，每天 1 剂，水煎，分 2 次服下，连续服药 2 个星期后夜间可醒来小便，食欲上升，精神有所好转，继服 2 个星期巩固疗效，至今未发病。

菟丝子汤

主治症状 小儿遗尿症。

方剂组成 菟丝子、益智仁各 15 克，金樱子、覆盆子、山茱萸、五味子、石菖蒲、远志各 10 克。

方剂功效 益肾固涩。

益肾固涩汤

主治症状 小儿遗尿症。

方剂组成 覆盆子、五味子、马尾连各 9 克，党参、益智仁、醋柴胡、升麻各 6 克，生龙骨 18 克，肉桂 0.6 克。

方剂功效 益肾固涩。

益智覆盆汤

主治症状 小儿遗尿症。

方剂组成 益智仁 30 克，覆盆子、金樱子、山药、桑螵蛸各 15 克，莲须、杜仲、党参各 9 克，五味子 6 克，鱼螵 9 克（鲜品 30 克）。

方剂功效 温肾固涩。

补中益气汤

主治症状 遗尿症属肺脾气虚证。症见睡中遗尿、白天尿频、经常感冒、咳嗽、咳痰、气喘屡作、气短自汗、面白少华、四肢无力、食欲不振、大便溏薄，舌淡，苔薄白，脉沉细无力。

方剂组成 黄芪 18 克，炙甘草 9 克，人参、升麻、柴胡、橘皮、当归、白术各 6 克。

方剂功效 补益肺脾，固涩小便。

参术汤

主治症状 脾肾两虚型小儿遗尿。

方剂组成 党参、沙参、白术、生地、覆盆子、桑螵蛸、仙鹤草各 9 克，当归、石菖蒲各 6 克，远志 4.5 克，五味子 3 克，生牡蛎 30 克（先煎）。

方剂功效 健脾补肾，固涩止遗。

遗尿治疗方

主治症状 小儿遗尿。

方剂组成 麻黄 4 克（先煎），山萸肉 20 克，桂枝、甘草、白术、竹叶、茯苓、五味子、覆盆子、金樱子、益智仁各 10 克。

方剂功效 此方之中的麻黄可治水之上源；桂枝温心阳，配白术暖脾土；桂枝、白术、茯苓、甘草是五苓散化裁，能够促膀胱气化；竹叶有清心开窍之功，和山萸肉、覆盆子、五味子、金樱子搭配在一起，可补肾、固本、缩尿；益智仁有温肾、固涩之功。上述药材同用，即可温心阳开窍，肺脾肾兼顾。

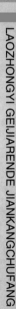

老中医给家人的健康处方

LAOZHONGYI GEIJIARENDE JIANKANGCHUFANG

夜尿警觉汤

主治症状 小儿遗尿。

方剂组成 益智仁12克，麻黄、石菖蒲各9克，桑螵蛸15克。

方剂功效 补肾固涩，醒神益智。

小儿肺炎莫着急，推荐几个清肺方

小儿肺炎是由不同病原体或其他因素引起的肺部炎症。主要病原体为病毒、细菌，近年来支原体感染有上升趋势。居住拥挤、通风不良、空气污染、维生素D缺乏性佝偻病、先天性畸形以及免疫功能低下等是发病的常见诱因。主要表现为发热、咳嗽、气促、呼吸困难以及肺部固定湿啰音，严重时可并发心肌炎、心力衰竭、呼吸衰竭、中毒性脑病、感染性休克、脓胸、脓气胸、肺大疱、肺脓肿等。

本病中医诊断为"肺炎喘嗽"。多因外邪克肺，肺气郁闭，痰热内蕴所致，亦可继发于麻疹、顿咳、丹痧等急性热病之后。若正气不支，尚可出现心阳虚衰、内陷厥阴之变症。

佩佩，女，2岁，症见鼻塞流涕，恶寒无汗，咳喘严重，苔白，脉浮数，此为肺气被遏、不得宣降所致。治疗时应从清热散寒、宣肺定喘入手，我给她开了麻杏甘石汤加味，嘱咐孩子的妈妈回去之后给她煎药服下，几天之后，佩佩的症状得到了显著缓解。

下面再为大家介绍几个治疗小儿肺炎的健康处方。

参麦饮

主治症状 重症小儿肺炎。

方剂组成 人参3克，麦冬、丹参、桃仁、红花各6克，五味子2克。

方剂功效 活血化淤，强心利尿。

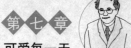

麻杏甘石汤加味

主治症状 鼻塞流涕，恶寒无汗，咳喘严重，苔白，脉浮数。

方剂组成 杏仁6克，生石膏、生桑皮、炙枇杷叶各9克，麻黄、甘草、前胡各3克。（喘急加地龙、葶苈子各6克）

方剂功效 治疗里热外寒型肺炎。

银翘散加味

主治症状 高热神昏，鼻干无涕，频咳少痰，苔薄黄，脉洪数。

方剂组成 蒲公英18克，银花、大青叶各12克，杏仁6克，苇根、竹叶、牛蒡子、鱼腥草各9克，甘草3克，羚羊粉0.5克（冲服）。（咳重加桔梗6克，炙枇杷叶9克；口渴重加花粉、元参各9克）

主治症状 温邪犯肺型肺炎。

桑杏汤加减

主治症状 唇、舌、鼻均干，干咳少痰，痰黏难以咯出，咽喉干痛，口渴，舌红，脉数。

方剂组成 沙参、杏仁、川贝、桔梗、花粉各6克，甘草3克，全石斛、胖大海各9克，梨皮为引。

方剂功效 治疗燥邪伤肺型肺炎。

千金散加减

主治症状 胸满痰阻，鼻翼扇动，喉中痰声重浊，苔厚腻，脉滑数。

方剂组成 苇根、冬瓜子、生苡仁、生桑皮、浙贝、莱菔子各9克，栝楼、杏仁各6克，天竺黄3克。（痰吐不爽加半夏3克，竹茹6克）

方剂功效 适合湿热郁肺型肺炎。

老中医给家人的健康处方

LAOZHONGYI GEIJIARENDE JIANKANGCHUFANG

三黄石膏汤

主治症状 小儿肺炎属毒热闭肺证。症见高热炽盛、咳嗽剧烈、气急鼻扇、涕泪俱无、鼻孔干燥如烟煤、面赤唇红、烦躁口渴、溲赤便秘，舌红而干，苔黄腻，脉浮数滑大。

方剂组成 石膏10克，黄芩、黄柏、黄连各6克，淡豆豉、栀子各3克，麻黄4克。

方剂功效 清热泄毒，泻肺泄热。

银花荆芥汤

主治症状 小儿肺炎。

方剂组成 银花5~10克，荆芥、薄荷、黄芩、陈皮、枳壳、桔梗、前胡各3~10克，鱼腥草、白茅根各5~20克，甘草3~6克。

方剂功效 疏散风热，理气化痰。

小儿佝偻骨畸形，教你几个治疗方

小儿佝偻病的全称是维生素D缺乏性佝偻病，多发生在3个月~2岁的小儿身上，主要为维生素D缺乏所致。佝偻病又叫骨软化症，是新形成的骨基质钙化障碍，以维生素D缺乏导致缺钙、磷代谢紊乱、骨骼钙化障碍为主要特征。

冬冬，女，3岁，主要症状：皮肤苍白，多汗发稀，枕后发秃，肌肉松软，腹部膨大，纳食量下降，大便溏稀，烦躁不安，夜寐不宁，舌质淡，苔薄白，脉濡细。经诊断，确定她出现的是脾气虚弱型佝偻病，她的骨骼没有显著变化，主要表现出精神症状，若及时治疗，同时注意饮食和养护还是很容易恢复的。我给她开了人参启脾丸加减，嘱咐孩子的妈妈回去之后让孩子按方服药。一段时间之后，上述症状得到显著改善。

鸡胸平

主治症状 小儿鸡胸。

方剂组成 熟地、炙黄芪、炙龟板、炙鳖甲、党参、茯苓、鸡内金各3～9克，淮山药4～10克，炙甘草3～5克。

方剂功效 补肾健脾，壮骨矫畸。

牡蛎散

主治症状 佝偻病。属肺脾气虚及脾肾亏损证。症见形体虚胖，神疲乏力，多汗，易反复感冒。或智力不健，坐立行走缓慢。

方剂组成 牡蛎30克，黄芪、菟丝子、苍术、麦芽各10克。

方剂功效 补肾益元，健脾助运。

消佝散

主治症状 小儿佝偻病。

方剂组成 黄精、苍术、夜明砂、生石决明、生牡蛎、醋炒五谷虫、四叶菜各10克，望月砂6克。

方剂功效 补肾健脾，平肝潜阳。

利湿健脾汤

主治症状 小儿佝偻病伴随着肢肿、溲少、苔黄腻、脉濡等症。

方剂组成 苍术、白术、黄柏、茵陈各6克，茯苓、木瓜、牛膝、木通、栀子各5克，藿香、甘草各3克。

方剂功效 健脾疏络，清热利湿。

老中医给家人的健康处方

LAOZHONGYI GEIJIARENDE JIANKANGCHUFANG

人 参 启 脾 丸 加 减

主治症状 小儿佝偻病属脾气虚弱证。皮肤苍白，多汗发稀，枕后发秃，肌肉松软，腹部膨大，纳食量下降，大便溏稀，烦躁不安，夜寐不宁，舌质淡，苔薄白，脉濡细。

方剂组成 黄芪、党参、白术、茯苓、合欢皮、山药、神曲各10克，牡蛎（先煎）、龙骨（先煎）各30克，甘草6克。

方剂功效 党参、白术、茯苓、甘草有健脾补气之功；山药有益气补脾之功；神曲有消导开胃之功；合欢皮有安神解郁、活血消痈之功；牡蛎有补肾壮阳、祛湿之功；龙骨有镇惊安神、平肝潜阳、固涩收敛之功；黄芪有助气、补阳之功。

黄 芪 菟 丝 子 糖 浆

主治症状 小儿佝偻病。

方剂组成 黄芪、菟丝子、补骨脂各20克，牡蛎、麦芽各10克。

方剂功效 益气补肾，健脾安神。

海 螵 鞘 煎 汁

主治症状 小儿佝偻病。

方剂组成 海螵鞘、龟板各12克，茜草根6克。

方剂功效 滋阴补肾。

新生儿黄疸，选对方剂黄疸消

医学上将出生28天之内的新生儿的黄疸称作新生儿黄疸，主要为新生儿时期胆红素代谢异常，导致血内胆红素水平上升，进而表现出皮肤、黏膜和巩膜黄疸的一种病症，此病有生理性和病理性之分。

生理性黄疸就是指出生之后 2~3 天后出现，4~6 天达到高峰期，7~10 天消退，早产儿持续的时间比较久，除了存在轻微食欲不振之外，不存在其他临床症状。如果 24 小时就出现黄疸，每天血清胆红素升高 >5mg/dl 或每小时 <0.5mg/dl；持续时间久，足月儿 >2 星期，早产儿 >4 星期仍然不退，甚至呈加深、加重趋势，或者消退之后重复出现或出生之后一到数周内开始出现黄疸，都属于病理性黄疸。

去年夏天，一位朋友来到诊所，告诉我他刚出生十几天的小孙女身体不适，让我过去看看。我和朋友赶到家中时，看到眼前这个孩子皮肤发黄，烦躁不安，不欲饮乳，舌红，舌苔黄腻而厚，指纹滞，孩子的妈妈告诉我，除了这些表现外，孩子的小便黄赤，还有些便秘。

经过分析，我断定孩子出现的是湿热熏蒸所致的黄疸，我给她开了茵草汤，嘱咐孩子的妈妈让孩子按方服药。3 天之后，黄疸褪去。

利疸汤

主治症状 新生儿黄疸。

方剂组成 茵陈 6 克，蒲公英、茯苓各 4.5 克，郁金、天花粉、泽泻各 3 克，栀子 2 克，木通 1.5 克，生甘草 1 克。

方剂功效 清热利湿，退黄利疸。

菊黄汤

主治症状 新生儿黄疸。

方剂组成 菊花、连翘、甘草各 4 克，黄连、栀子各 2 克，金银花、荆芥各 3 克。

方剂功效 清热祛湿，泻火解毒。

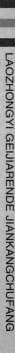

老中医给家人的健康处方

清胆退黄汤

主治症状 新生儿黄疸。

方剂组成 茵陈、山栀子、黄柏各4.5克，厚朴、紫草、泽泻、茜草、金银花各3克，青黛2克。

方剂功效 清肝利胆，祛湿退黄。

茵草汤

主治症状 新生儿湿热性黄疸。

方剂组成 茵陈、丹参各15克，甘草3克。

方剂功效 清热祛湿利胆，活血化淤退黄。

新生儿阳黄清解汤

主治症状 新生儿黄疸属阳黄者。

方剂组成 绵茵陈10克，白英、生栀子各6克，黄柏、川郁金各3克，金钱草15克。

方剂功效 清热利湿，退黄。

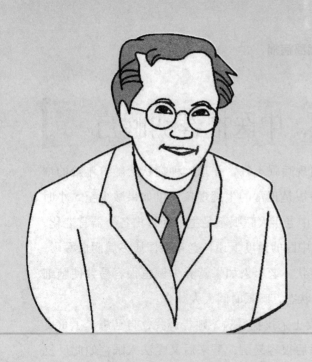

第八章

老人健康处方，
安享晚年远离病痛

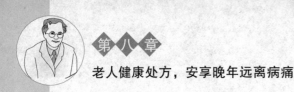
老人睡眠少，中医推荐助眠方

人上了年纪之后，很容易出现睡眠不好，并且这种症状会随着年龄的增长越来越严重，睡眠时间适当缩短是正常的生理现象，可如果减少至 5 小时以下就是异常现象，不能轻视。中老年人睡眠不足主要为体内各个器官老化、操劳多郁以及阴阳失调而致。从中医的角度上说，老年人体质多属阴血亏虚，虚火易上升，进而出现不寐的症状。老年人如果营养失调也很容易致使脑细胞活动异常，大脑不能进入休眠状态，睡眠时间大大减少。

前两天，有位 50 岁出头的女士来找我看病，她告诉我，自己患上了重度失眠症，常常夜不能眠，或者睡后很容易醒，醒来后又无法入眠，如此反复让她疲惫不堪。晚上睡不好，白天没精神，经常感觉头昏眼花、头痛耳鸣，工作效率下降了不少。服用过一段时间的安定药，并且越吃剂量越大。她担心吃多了上瘾，又怕有副作用，所以希望我能提供一个安全妥当的方法。

结合她的病情，我给她介绍了一个喝茶治失眠的轻松办法：早上 10 点前喝红茶，晚上喝五味子、柏子仁茶可安神、安眠。

红茶有兴奋作用，目的是提神醒脑，这样白天的精神就会更足些；晚上喝枸杞子茶，用枸杞子 15 克，加柏子仁 15 克或五味子 10 克开水冲泡，盖盖闷 5 分钟即可。枸杞子茶里面的五味子、柏子仁都是宁心安神、安眠镇静类药物，适合长期失眠的女性服用。

此外，我还嘱咐她，除了喝茶外，最关键一点还是保持心情放松、乐观，这样该睡觉的时候就不会胡思乱想了，失眠也就能完全消除了。

那位女士回去后之后停了安定药，坚持采用我给她推荐的方法治疗了一段时间，果然每日晚上都睡得挺好。

柏子仁具"养心气，润肾燥，安魂定魄，益智宁神"之效，所含的柏子仁皂苷、柏子仁油都能改善睡眠；五味子中含五味子甲素、丙素、醇乙；枸杞子虽然没有直接安眠的作用，不过却是滋补中药，可抗疲劳，加速身体中代谢产物的排出。

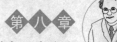

心脾两虚失眠方

主治症状 面色萎黄，睡眠不宁，多梦易醒，心悸健忘，头晕目眩，体倦神疲，气短懒言，食少便溏，舌淡有齿印，苔薄白，脉细弱。劳倦损伤心脾，气虚血亏，血不养心，心神不安而不寐。

方剂组成 党参30克，黄芪、炒酸枣仁各20克，炙甘草、丹参、白术、当归各10克，远志3克，山药、白芍、茯苓、大枣各15克，川芎、桂枝各5克。

方剂功效 此方之中的党参、黄芪、白术、大枣、山药、当归、白芍有益气养血之功；桂枝益心阳、通血脉；丹参、川芎活血养血；酸枣仁、茯苓、远志养心安神。

淤阻心脉失眠方

主治症状 面色晦黯，失眠，睡卧不安，健忘，心悸，头痛，胸闷痛，烦躁不安，易怒，舌上有淤点或淤斑，或舌下静脉怒张，脉涩或结。老年气血虚弱，血运无力。

方剂组成 丹参、三七、合欢花各15克，川芎6克，黄芪、党参、炒酸枣仁各20克，桂枝、远志各5克，茯苓12克，当归8克。

方剂功效 丹参、三七、川芎、当归活血养血；党参、黄芪益气通脉，助丹参、三七、川芎、当归促进血运；桂枝温心阳而通脉；酸枣仁、合欢花、茯苓、远志养心安神。坚持服用可使淤阻消失，血脉畅通，气血充盈，心得荣养，睡眠安稳。

心肾不交失眠方

主治症状 面部红赤，夜间难以入眠，甚至彻夜不眠，最多睡眠1～2小时，多梦，心烦，心悸，头晕目眩，潮热，手足心热，口干少津，大便结，舌红无苔，舌尖有淤点，脉细数。

老中医给家人的健康处方

LAOZHONGYI GEIJIARENDE JIANKANGCHUFANG

方剂组成 生地黄、麦冬、百合、茯苓各15克，西洋参（另炖）、胡黄连各8克，白芍、地骨皮各12克，知母、丹参各10克，远志3克，炒酸枣仁、柏子仁、牡蛎各20克。

方剂功效 此方中的生地黄、麦冬、白芍、百合、知母、地骨皮滋阴生津；胡黄连泻心火的同时能养阴；柏子仁、茯苓、炒酸枣仁、西洋参、远志、牡蛎养心安神；丹参活血养血，阴复火平神安，即可安然入眠。

患上脂肪肝，推荐几个治疗方

脂肪肝，即由于各种原因导致的肝细胞内脂肪堆积过多而发生的病变，脂肪性肝病严重威胁着中国人的健康，是肝硬化的常见诱因。症状较轻的患者通常无明显症状，而症状较重者病情严重。通常情况下，脂肪肝是一种可逆性疾病，及早诊断、及早治疗即可恢复到健康状态。

脂肪肝的临床表现有多种，症状较轻时没有临床症状，仅出现疲乏感，多数脂肪肝患者体形较胖，脂肪肝多在体检的过程中偶然发现。中、重度脂肪肝存在类似慢性肝炎的表现，会表现出食欲下降、疲倦乏力、恶心、呕吐、肝区或右上腹隐痛等。肝部轻度肿大时会出现触痛感，质地稍韧、边缘钝、表面光滑，少数患者会出现脾肿大、肝掌。肝内脂肪沉积过多时，肝被膜膨胀、肝韧带牵拉，导致右上腹剧烈疼痛或压痛、发热、白细胞计数增加。此外，脂肪肝患者也常出现舌炎、口角炎、皮肤淤斑、四肢麻木、四肢感觉异常等末梢神经炎改变。少数患者存在消化道出血、牙龈出血、鼻衄等。重度脂肪肝患者存在腹腔积液、下肢水肿、电解质紊乱等，诊断困难时，可通过肝活检确诊。

张某，男，最近一段时间常常觉得身体疲乏，做不了多少事情就觉得累，不想吃东西，看到食物没胃口、想吐，手出虚汗，经常觉得困倦，想睡觉。经诊断，患者出现的是早期脂肪肝，我并没有给他开药，而是给他推荐了几款药膳，嘱咐他回去之后烹调食用，同时注意规范自己的饮食规律，平时多参加体育锻炼。一段时间之后，患者的种种症状都得到了缓解。

车草砂仁鱼

食材选用 鲤鱼1条，砂仁10克，车前草、金钱草各60克，姜片、精盐各适量。

食用方法 将鲤鱼清理干净，药材清洗干净，之后将鲤鱼和上述食材、药材一同放入锅中炖煮，鱼熟之后放入姜片、精盐即可。

食疗功效 清热利尿，凉血解毒。适合脂肪肝患者食用。

海带炖脊骨

食材选用 猪脊骨、海带、味精、食醋、精盐、胡椒粉各适量。

食用方法 猪脊骨切段洗净，倒入开水焯去血污，海带洗净后上锅蒸。将猪脊骨炖汤，煮沸后撇去浮沫，放入海带。猪脊骨炖烂后，加味精、食醋、精盐和胡椒粉调味即可食用。

食疗功效 适合脂肪肝患者食用。

冬瓜黑鱼汤

食材选用 黑鱼1条，冬瓜1斤，精盐、绍酒、胡椒粉、白糖、葱段、生姜片、味精、植物油各适量。

食用方法 黑鱼去鳃、内脏后清洗干净，切成段状；冬瓜清洗干净后去瓤、切片。炒锅放到火上，倒入适量花生油烧热，放入黑鱼段稍煎；倒入适量清水，放入冬瓜片、葱段、姜片、精盐、绍酒、白糖，继续熬煮至鱼熟瓜烂；挑出葱段、姜片，调入适量味精、胡椒粉即可。

食疗功效 适合脂肪肝伴随肥胖的患者食用。冬瓜可有效控制体内的糖类转化成脂肪，避免脂肪堆积，还可将多余脂肪消耗掉，有效防治高血压、动脉粥样硬化，还可减肥。

老中医给家人的健康处方

三药炖红枣

方剂组成 红枣 120 克，郁金、车前草、白术各 12 克。

食用方法 红枣用温水浸泡洗净；郁金、车前草和白术用干净纱布包好。将上述材料一起放入锅中，加入适量水同煮。煮到汤汁快干的时候，即可取出药包，吃枣。

食疗功效 适合脂肪肝患者食用。

桃仁山楂粥

食材选用 桃仁、山楂各 10 克，粳米 100 克。

食用方法 将桃仁、山楂清洗干净后放到锅内，倒入适量清水煎汁，去渣，和淘洗干净的粳米一起熬成粥即可。

食疗功效 适合脂肪肝伴随胸胁刺痛、肝大质韧、舌暗有血淤的患者服食。

老寒腿长年累，推荐几个"暖"腿方

老寒腿是一种属于中医痹证范畴的常见疾病，常常是由于生理性老化导致的，症状表现为关节软骨营养不良，代谢异常，并出现骨刺。天气降温后，老寒腿患者腿会疼痛异常。夏季酷暑难耐，不开空调会热得浑身流汗，心情烦躁，可是如果长时间呆在空调房中，人体的毛孔会张开，这个时候若不注意保暖，冷气则易入侵，使得老寒腿患者出现关节僵硬、疼痛、畏寒等症。

一到晚上或遇到阴雨天时，王爷爷的腿就会疼痛异常，他所出现的这种病症叫做"老寒腿"。王爷爷告诉我，每次犯毛病时，双腿关节处就非常疼痛，有时甚至不能走路，生活不能自理，全都要靠家人来帮忙自己的起居饮食，最尴尬还是上厕所的事情，还要让儿子帮忙提裤子，王爷爷总觉得这样非常麻烦儿子，问我有没有治疗之方。

我给王爷爷推荐了粗盐包热敷和花椒水泡脚两种方法，嘱咐他回去之后按照我教给他的方法操作，大概半年左右，王爷爷老寒腿的毛病就基本痊愈了，现在活动自如，还经常和小区的老年人聊天健身。

粗盐包热敷法

方剂组成 粗盐适量。

具体操作 首先，将一条毛巾对折，用线把三个边缝起来，仅留出一个洞口。缝的时候最好缝得细密一些，否则粗盐颗粒有可能会漏出。取一口锅，将买来的粗盐倒入，炒热至烫手为止，然后再将粗盐从刚才预留的洞口倒入毛巾内，最后将洞口缝起来。这样，粗盐包就做好了。把做好的粗盐包放置在疼痛、怕冷的关节部位。每次热敷时间为 15~20 分钟，直到粗盐逐渐冷却。如果热敷包的温度比较高，可以在患处再多衬垫一块毛巾，防止烫伤。此外，热敷包还能反复利用，用微波炉加热即可。

方剂功效 快速缓解关节疼痛。关节肿胀、发炎的患者不能用此偏方。

当归四逆汤

主治症状 四肢冰冷、疼痛。如腹痛、头痛、腰痛、腿痛、脚痛。

方剂组成 当归、桂枝、芍药、细辛各10克，大枣5枚，通草、炙甘草各6克。

方剂功效 方剂之中的当归甘温，养血和血；桂枝辛温，温经散寒，温通血脉，为君药；细辛温经散寒，助桂枝温通血脉；芍药养血和营，助当归补益营血，共为臣药；通草通经脉，以畅血行；大枣、甘草，益气健脾养血，共为佐药。重用大枣，能够合归、芍补营血，还可防桂枝、细辛燥烈太过而伤阴血，甘草还可调和药性，为使药，将上述药物配伍，就能够达到养血通脉的功效。此方剂温阳和散寒并用，养血、通脉兼施，温而不燥，补而不滞。

老中医给家人的健康处方

LAOZHONGYI GEIJIARENDE JIANKANGCHUFANG

老中医给家人的健康处方

LAOZHONGYI GEIJIARENDE JIANKANGCHUFANG

花椒水泡脚

方剂组成 花椒适量。

具体操作 首先，抓取1把花椒，加入适量水煎，待药物充分融入水中时即可倒入盆中，先用蒸汽熏双脚，待水温降到可以下脚时则用来泡脚。在此过程中也可以不停加入热的花椒水，最好让水盖过脚踝，一般需泡上半小时，待全身微微冒汗方可结束。除了花椒，还可以加些艾叶。热水加上热性的药物，祛寒效果更佳。

方剂功效 花椒性辛温，可祛除五脏六腑中的寒气，还可通血脉、调关节。

老年人易便秘，教你几个通便良方

我们的肠道有8~10米长，肠中褶皱纵横，平均每3.5厘米就是个弯折，即使我们每天都排便，肠道中也还是会存留一些食物残渣，残渣被细菌分解之后会变得干结、腐败、发酵、变质，时间久了，会形成黑色、恶臭的有毒物质，它们紧贴在肠壁上面，很坚硬，对肠道的损害非常大。这也就是我们平时所说的宿便。

宿便长时间堆积在肠道内会发酵、腐败，释放毒气、毒素，影响身体健康。虽然中药之中有专门治疗便秘的药物，如大黄、芒硝、积实、厚朴配伍成的"大承气汤"，不过攻伐力度非常大，易伤害人体正气。

从中医的角度上说，便秘的诱因很多：胃肠积热便秘型，又名热秘，主要症状包括：屁臭、大便干结、小便赤黄、口唇生疮等，多出现在体实者身上；脾肾虚寒便秘型，又名冷秘，多发生在老年人或久病未愈的人身上；津液不足便秘型，又名虚秘，主要症状包括：便干、食少、面色苍白、心慌气短、乏力困倦，多发生在老年人、体虚、失血过多、慢性贫血的患者身上；肝郁气滞便秘型，也叫气秘，多发生在性格内向、更年期的患者身上。因此，便秘患者应当对症用药。

便秘的形成是个长期过程，所以治疗时不能太心急，果导片、开塞露等可以迅速缓解便秘的药物是不宜长期选择的，因为此类药物对肠道的伤害较大，长时间应用此类药物会加重便秘，如此，不仅便秘没被解决，其他疾病也会找上你。

曾经有位 60 多岁的女士来到诊所，我问她哪不舒服，只见她面露难色，仔细询问才知道是患了便秘。

那位女士告诉我，自己患便秘很多年了，常常一两个星期才排便 1 次，每次排便的时间都很久，有时甚至在马桶上坐 1 个小时，并且大便干燥、恶臭、排不净，粘在肛门上面掉不下来，有时还会便血。

我给她开了麻子仁丸，嘱咐她回去之后每天服 10 丸，分 3 次服用，药量可循序渐进，11 丸、12 丸、13 丸……至大便变软、易排出即可。

黑芝麻蜂蜜饮

食材选用 黑芝麻粉、蜂蜜各 10 克。

食用方法 黑芝麻粉、蜂蜜放入干净的容器内，倒入 200 毫升温开水，搅拌均匀之后饮用，每天 1 次，每 10 天为 1 个疗程。

食疗功效 黑芝麻富含脂肪，可刺激肠黏膜，加快肠道蠕动，降低大肠对水分的吸收，有润肠、滑肠、通便之功；蜂蜜有润燥、治便秘之功。

麻子仁丸

主治症状 习惯性便秘，便秘引发的烦躁、口臭、头晕、睡眠质量下降等症。

方剂组成 麻子仁、大黄（去皮）各 500 克，白芍药、枳实（炙）、厚朴（炙，去皮）、杏仁（去皮尖、熬、别作脂）各 250 克，蜂蜜适量。

方剂功效 麻子仁丸是小承气汤加麻子仁、杏仁、芍药组成。此方之中的小承气汤可泻胃气，添加芍药可滋养脾阴；麻仁、杏仁为滑利滋润之品，能润肠通便；杏仁可利肺气，降胃气；麻子仁、杏仁、白芍、蜂蜜皆为润肠之品。

老中医给家人的健康处方

LAOZHONGYI GEIJIARENDE JIANKANGCHUFANG

老中医给家人的健康处方

LAOZHONGYI GEIJIARENDE JIANKANGCHUFANG

芋头大米粥

食材选用 芋头 250 克，大米 50 克，油、盐适量。

食用方法 先将芋头去皮，然后切成块状，之后同大米一起熬煮成粥，加入适量油、精盐进行调味即可。

食疗功效 芋头口感软细，绵甜香糯，营养丰富，容易消化，其性平，味甘、辛，有小毒，可益脾胃，调中气、化痰散结，还可治疗少食乏力、久痢便血、痈毒等症。此粥可散结、润肠、通便，治疗便秘。

紫菜汤

食材选用 干紫菜 25 克，精盐、味精、葱花、麻油各适量。

食用方法 将干紫菜泡发后洗净泥沙。锅中倒入适量清水烧沸，倒入紫菜烧一会儿，调入适量精盐、味精、葱花，淋上几滴麻油即可。

食疗功效 紫菜味甘、咸，性凉，有化痰软坚、清热利水、补肾养心之功，能治疗甲状腺肿大、水肿、慢性支气管炎、便秘等症，不过不适合脾胃虚寒者服用。

二仁蜂蜜饮

食材选用 火麻仁、杏仁各 50 克，蜂蜜适量。

食用方法 取火麻仁、杏仁一同晾干，研磨成粉末状后混合均匀，每次取出 10 克，用温开水和蜂蜜冲服，每天服用 1 次，每 10 天为 1 个疗程。

食疗功效 火麻仁内富含脂肪油，有通便之功；杏仁中富含脂肪油，其通便原理和黑芝麻、麻仁相同。

老年健忘怎么办，增强记忆有良方

老年健忘症可分成生理性和病理性两种类型。其中，生理性健忘的程度较轻，和年龄相符，发展至一定程度之后不会进一步发展。而病理性健忘多发生在老年性痴呆的患者身上。从中医的角度上说，健忘和心脾肾有关，多为思虑、过劳，导致心脾不足，或年龄大，精亏髓减，导致脑失所养而致，经常和失眠一同出现，部分患者会伴随着头晕、耳鸣、腰酸乏力、心悸心慌、心烦多梦、纳少等症。治疗此证时应当辨证施治，根据不同证型选择不同的药膳，即可有效改善老年健忘症。

女，60岁，主要症状：健忘失眠，多梦易醒，神疲肢倦，少气懒言，头晕眼花，面色少华，心悸心慌，食少腹胀，大便稀烂。经诊断为心脾两虚型健忘，我给她推荐了银耳羹，嘱咐她回去之后坚持服食，同时嘱咐她要拥有开阔的胸襟，注意精神方面的调养，规律自己的生活习惯，合理安排日常生活。

银耳羹

食材选用 银耳15克，大豆100克，红枣5枚，鹌鹑蛋6个，盐或白糖适量。

食用方法 银耳放到清水中泡发，清洗干净，撕成小块儿；鹌鹑蛋煮熟之后去壳捞出。锅中倒入适量清水，大豆、红枣清洗干净，和银耳一同放到锅中，开小火炖至烂熟，起锅前放入鹌鹑蛋，稍煮片刻，调入少许盐或白糖即可。每天1次，可常食。

食疗功效 治疗心脾两虚型健忘。

柿饼蜜饯

食材选用 柿饼100克，红枣、山药各30克，桂圆肉15克，党参、黄芪、莲子各25克，陈皮10克，蜂蜜、红糖各适量。

食用方法 将柿饼切成 4 瓣；莲子去皮、心；党参、黄芪捣碎；鲜山药去皮、切片。将上述材料装到瓷罐内，调入适量红糖、蜂蜜，倒入少量水。上锅开小火隔水蒸 2~3 小时。有汤汁的话继续开小火煎熬浓缩至蜜饯状，晾凉即可。每天吃 2~3 次，每次 1~2 匙。

食疗功效 治疗心脾两虚型健忘。

山楂首乌汤

食材选用 山楂、熟地各 30 克，首乌 20 克，猪脑 2 具，精盐、味精各少许。

食用方法 将猪脑剔掉血筋后清洗干净，放入山楂、首乌和熟地，倒入适量清水，盖好锅盖，开小火慢炖至熟烂。调入少许精盐、味精，饮汤吃肉。每星期服食 1~2 次，可常食。

食疗功效 治疗肾精亏虚型健忘。

田七鸡汤

食材选用 党参、黄芪各 30 克，三七 10 克，酸枣仁 20 克，鸡 1 只，盐、味精各适量。

食用方法 鸡宰杀后清理干净，切成小块，和党参、黄芪、三七、枣仁一同放入锅中，倒入适量清水，开小火慢炖 1~2 小时后，调入盐、味精。吃肉喝汤，分顿食用。每天 1 次，连服 10~15 天。

食疗功效 治疗淤痰交阻型健忘。

老年性耳聋别忧愁，介绍几个治疗方

老年开始出现的双耳对称的、渐进性神经性耳聋就是老年性耳聋，随着年龄的增长，人体会出现衰老现象，耳聋也是衰老现象之一。老年性耳聋为听觉系统衰老导致的听觉功能障碍。男性一般从 45 岁之后开始听力衰退，女性相对晚一些，随着人口老龄化现象的加重，老年人耳聋的发病概率也逐渐升高。

于某，男，73岁，主要症状包括：听力下降，耳鸣声细，时有眩晕，腰膝酸软，手足心热，虚烦失眠；舌红少苔，脉细无力。我给他开了杞菊地黄汤，连续服用一段时间之后，听力上升。

杞菊地黄汤

主治症状 肾阴不足、肝阳上亢所致的耳聋。

方剂组成 熟地黄、炒枣仁、女贞子各20克，山药、怀菊花、山萸肉、泽泻、黄精、葛根、丹参各15克，丹皮、茯苓、杞果各12克。

方剂功效 滋阴补肾，平肝潜阳，清热明目。

肉苁蓉炖羊肾

食材选用 羊肾1对，肉苁蓉30克，精盐、味精、胡椒末各适量。

食用方法 将羊肾剖开后去掉白色筋膜，清洗干净之后切丁状；肉苁蓉清洗干净后切成片状。羊肾和肉苁蓉一同放到砂锅中，倒入适量清水，先开大火煮沸，之后转成小火继续炖煮20~30分钟至羊肾熟烂。捞出肉苁蓉片，调入适量胡椒末、味精、精盐。

食疗功效 肉苁蓉甘温入肾，补肾阳，益精血；羊肾补益肾气、益精填髓。适用于老年耳鸣耳聋、腰膝酸软、夜尿频多。

党参黄芪煎汤

主治症状 神经性耳聋、老年性耳聋、药毒性耳聋。

方剂组成 党参、黄芪各15克，丹参、骨碎补、补骨脂、仙灵脾、黄精、首乌各12克，川芎、五味子各9克，灵磁石30克。

方剂功效 益气活血，补肾填精。

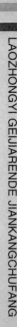

老中医给家人的健康处方

LAOZHONGYI GEIJIARENDE JIANKANGCHUFANG

老
中
医
给
家
人
的
健
康
处
方

LAOZHONGYI GEIJIARENDE JIANKANGCHUFANG

枸杞子粳米粥

食材选用 枸杞子 30 克，粳米 50 克。

食用方法 将枸杞子清洗干净之后放到锅中，之后放入淘洗干净的粳米，倒入适量清水，开大火煮沸 3 分钟之后转成小火继续煮半小时左右至成粥，分成 2 次趁热服食，每天 1 剂。

食疗功效 治疗老年性耳聋。

猪肾薤白防风粥

食材选用 猪肾 1 对，粳米 50～100 克，人参末 3 克，薤白末、防风末各 10 克，葱白 3 茎，精盐适量。

食用方法 先将猪肾剖开，去筋膜及臊腺，洗净。粳米煮粥，待粥将熟，再将上述药末放入猪肾中，下粥内，莫搅动，慢火久煮将熟时下葱白，加精盐调味即可。

食疗功效 益肾健脾，适合老年气弱、头晕耳聋等。

黄酒炖乌鸡

食材选用 雄乌骨鸡 1 只，黄酒 1 公斤，精盐适量。

食用方法 乌鸡宰杀之后去掉内脏，清洗干净，放入锅中，倒入适量黄酒，煮沸后开小火炖至肉烂，调入精盐，吃肉喝汤。

食疗功效 黄酒活血通脉，健脾养血；乌鸡滋阴养血，补益肝肾。此药膳适合中老年妇女阴血不足而致的耳鸣耳聋。

地黄首乌汤

食材选用 制何首乌 30～60 克，熟地黄 15～30 克，粳米 100 克，大枣 2～3 克，冰糖适量。

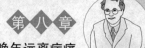

食用方法 将制何首乌、熟地黄放到砂锅内，倒入适量清水煎汁，过滤去渣，放入粳米和去核红枣，调入适量冰糖即可。

食疗功效 益肾抗衰，养肝补血。

黑木耳瘦肉汤

食材选用 黑木耳 30 克，瘦猪肉 100 克，生姜 3 片，精盐适量。

食用方法 将瘦猪肉清洗干净后切成丁状；黑木耳清洗干净。锅中倒入适量清水，将瘦猪肉丁、黑木耳、生姜片放入水中，开小火炖煮 30 分钟，调入适量精盐即可。

食疗功效 补肾，活血，润燥。耳鸣耳聋，伴随高血脂的患者更适合服食。

老年性白内障，用对方剂看得清

老年性白内障是和年龄相关的白内障，指的是中老年开始发生的晶状体浑浊，其发病率会随着年纪的增长而变大，因为主要患病人群是老年人，因而得名老年性白内障。此病的发生和环境、营养、代谢、遗传等因素有关。

中医称此病为"圆翳内障"、"白翳黄心内障"等，认为此病多为老年体弱、肝肾两亏、精血不足，或脾失健运、精不上荣所致。部分为肝经郁热、湿浊上蒸所致。

赵某，男，67 岁，视力浑浊近 1 年。经检查，发现为肝肾有虚，气郁化火而致的白内障。我给他开的是凉血养肝片，连续服药一段时间后，视力恢复至 1.0，停服。

消障汤

主治症状 肝郁、肾虚而致的白内障。

老中医给家人的健康处方

LAOZHONGYI GEIJIARENDE JIANKANGCHUFANG

方剂组成 香附、土白术、当归、茺蔚子、枸杞子、车前子各10克，柴胡6克，青葙子12克，杭白芍、石决明、决明子、夏枯草、生地各15克，甘草3克。

方剂功效 疏肝理气，清心益肾。

鸡肝荠菜汤

食材选用 荠菜、鸡肝各125克，鸡蛋1个，姜末、精盐各适量。

食用方法 将荠菜清洗干净之后切碎；鸡肝切成粒状。二者一同放到锅内，倒入适量清水煮沸，将鸡蛋打散之后放到锅中，炖3~5分钟，调味即可。

食疗功效 清肝明目。

猪肝膏

食材选用 猪肝150克，竹笋50克，鸡蛋2个，蘑菇15克，料酒、味精、精盐、葱、姜、胡椒粉、肉汤各适量。

食用方法 将猪肝筋膜撕去，洗净后放砧板上敲成浆，滤去肝渣。将肝浆放在浅汤盆中，放入葱、姜、鸡蛋、精盐、胡椒粉、味精，用筷子搅均匀，放入笼中蒸15分钟，蒸至肝浆结成膏即出笼。然后往锅中放入肉汤、蘑菇、笋片、鸡蛋、胡椒粉、味精、料酒，烧沸，出锅装碗，把肝膏覆在汤上面。

食疗功效 滋阴润燥，养血明目。

明目治障汤

主治症状 肾精亏损而致的白内障。

方剂组成 枸杞子、谷精草10克，菟丝子15克，五味子8克。

方剂功效 平补肝肾，益精明目。

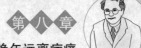

珠粉螺丝熟地汤

主治症状 各种原因所致的早期白内障。

方剂组成 珠粉、川椒各 5 克，螺丝壳粉、熟地黄各 30 克，炉甘石粉、枸杞子、菟丝子、楮实子、怀牛膝、当归、五味子各 20 克。

方剂功效 退障明目。

熟地党参煎汤

主治症状 老年性白内障。

方剂组成 熟地、党参、茯苓、炒山药各 15 克，菊花、黄精、制首乌、沙苑子、白芍、枸杞子、当归、女贞子、制桃仁各 12 克，川芎 9 克，红花、车前子、神曲、夏枯草各 10 克，陈皮 6 克。

方剂功效 益精填髓，补脾。

上了年纪眼睛花，推荐几个"明目"方

老花眼即老视，是一种生理现象，并非病理状态和屈光不正，是人在进入中老年之后一定会出现的一种视觉问题，也预示着身体正逐渐走向衰老。

随着年龄的增长，眼球晶状体会慢慢硬化、增厚，并且眼部肌肉的调节能力会随之衰退，变焦能力下降。所以，看近物的时候会由于影像投射于视网膜时不能完全聚焦，看近距离物件会模糊不清。老花眼的发生、发展和年龄有直接关系，大都发生于 45 岁之后，其发生迟早、严重程度与其他因素有关，如原本屈光不正、身高、阅读习惯、照明、全身健康状况等。即使平时护眼，老花度数也会随年龄增长而增加，通常情况下，每 5 年会加深 50 度。根据年龄、眼睛老花度数的对应表，多数本身眼睛屈光状况良好的人，45 岁时眼睛老花度数一般是 100 度，55 岁会上升至 200 度，60 岁左右会上升至 250～300 度，之后眼睛老花度数一般不会继续加深。

老中医给家人的健康处方

LAOZHONGYI GEIJIARENDE JIANKANGCHUFANG

一天，刘伯伯来到我的诊所，他告诉我说自己有老花眼，一直带着一副200多度的眼镜，可最近却感觉自己的眼睛花得越来越严重了，什么都看不清楚，东西明明就在眼皮底下，却要找上好几个来回，刘伯伯担心长此以往自己会瞎掉，问我有没有什么解决的方法。

我告诉他可以用热毛巾敷眼，将毛巾浸入热水中，捞出，注意不要将毛巾拧得太干，折起来盖到额头和双眼处。微闭双眼，至毛巾的温度降低后拿开。每天敷3次，1个月为1个疗程。

热毛巾敷好后可进行按摩。双手食指按摩两边太阳穴，中指对准瞳孔直上、眉毛中部的鱼腰穴，用双手的无名指对准眉毛内侧的攒竹穴，慢慢地闭上眼睛，按摩时应当有节奏，按压时略带旋转按压动作，每次按摩半小时。此外，还可按摩光明穴（位于小腿外侧，外踝尖上5寸），每次可以按摩10分钟。

刘伯伯回家之后如法操作，大概半个月之后，他前来复诊，告诉我自己现在的眼神好多了，戴上之前的老花镜看东西很清楚。热毛巾法和按摩法可通过刺激穴位让眼睛周围的穴位得到按摩，进而更好地保护眼睛。下面再介绍几个能缓解老花眼的方法。

芹菜鲜藕汁

食材选用 芹菜、鲜藕各150克，黄瓜100克，柠檬汁5毫升。

食用方法 将芹菜、鲜藕、黄瓜分别清洗干净之后切碎，一同放到榨汁机内榨成混合汁，在此混合汁内加入柠檬汁，搅拌均匀即可。每天早、晚分别饮1次。

食疗功效 适合各型老花眼患者饮用。

枸杞菊花茶

食材选用 枸杞、菊花各适量。

食用方法 取枸杞、菊花放入干净的容器中，倒入适量开水冲泡即可。

食疗功效 能够疏风清热、解毒明目，有效缓解眼睛疲劳或眼睛干涩。

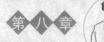
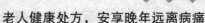

按摩承泣穴

穴位选取 承泣穴。

具体操作 找准承泣穴（该穴位于面部，瞳孔直下，眼球和眶下缘之间），用食指按住承泣穴，反复揉搓。

按摩功效 承泣穴靠近眼睛，按摩承泣穴可以让脾胃生化出更多气血，灌注至眼，维持视力，确保眼睛获得充足的气血。如此，晶状体不但没有淤滞，而且不易变形，能够治疗老花眼、白内障等。

枸杞子炒肉丝

食材选用 枸杞子30克，瘦猪肉200克。

食用方法 先将枸杞子清洗干净，装到碗内上笼蒸熟；瘦猪肉清洗干净后切成丝。将锅置于火上，倒入适量植物油炒至快熟时放入蒸熟的枸杞，熘炒片刻，调味即可。

食疗功效 滋肾，养肝，明目。适合肝肾不足型老花眼患者食用。

银杞明目汤

食材选用 水发银耳20克，枸杞子10克，鸡肝100克，茉莉花（干品）25克，料酒、姜汁、精盐、味精各适量。

食用方法 将银耳泡发后清洗干净，撕成小片，放到清水中浸泡备用。锅中倒入适量清水，放入银耳、鸡肝、枸杞煮沸，之后调入料酒、姜汁、精盐、味精等，至鸡肝煮熟后，撒入茉莉花即可。每天晚餐时饮用。

食疗功效 补肝益肾，明目养颜。适合各型老花眼患者饮用。

老中医给家人的健康处方

LAOZHONGYI GEIJIARENDE JIANKANGCHUFANG

胡萝卜豆浆

食材选用 胡萝卜、苹果各50克，豆浆200毫升，柠檬汁5毫升。

食用方法 将胡萝卜、苹果切碎，与豆浆同时放入榨汁机中榨成混合汁，再在此混合汁中加入柠檬汁，搅拌均匀即成。此饮料可早、晚各饮1次。

食疗功效 适合各型老花眼患者。

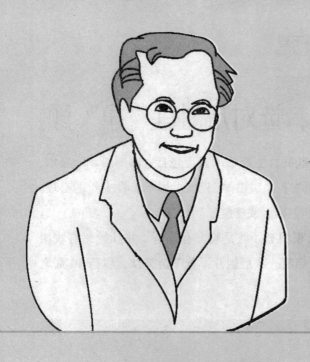

第九章

生活健康处方，
　轻松解决小不适

老中医给家人的健康处方

LAOZHONGYI GEIJIARENDE JIANKANGCHUFANG

长了痤疮烦又恼，选对方剂有"净"颜

痤疮就是一种慢性炎症性皮肤病，主要临床表现包括：面部粉刺、丘疹、脓疱、结节等。多发生在青少年的身上，在一定程度上影响着青少年的心理。不过过了青春期之后，此证多能自然减轻或痊愈。

小静是女儿的同班同学，人很漂亮，就是脸上有痤疮，并且她总喜欢用手挤压、挠抓，因此留下了不少疤痕。我给她开了黄芩清肺饮，服药 40 剂之后痊愈。

黄芩清肺饮

主治症状 痤疮。

方剂组成 黄芩、花粉、葛根、生地、赤芍、川芎各 9 克，当归、红花各 6 克，薄荷 1 克。

方剂功效 清热滋阴，凉血活血。

半夏南星煎汤

主治症状 痤疮。

方剂组成 姜半夏、天竺黄、杏仁、茯苓、紫草、芦根各 15 克，胆南星 10 克，生地黄 20 克，陈皮、竹叶、甘草各 6 克。

方剂功效 化痰祛湿，清热凉血。

海带绿豆汤

主治症状 痤疮。

方剂组成 海带、绿豆各 15 克，甜杏仁 9 克，玫瑰花（布包）6 克。

方剂功效 清热，解毒，润肤。

二陈汤

主治症状 主治痤疮属痰湿凝结型。症见皮疹结成囊肿，或有纳呆，便溏，舌淡胖，苔薄，脉滑。

方剂组成 陈皮、甘草各6克，茯苓12克，姜半夏、白术、党参、车前子各10克，山药、白花蛇舌草、丹参各15克。

方剂功效 化痰，利湿，健脾。

凉血清肺饮

主治症状 痤疮，酒渣鼻。

方剂组成 生地、生石膏各30克，丹皮、赤芍、黄芩、知母、桑白皮、枇杷叶各9克，生甘草6克。

方剂功效 清热润肺。

蒲公英三黄消痤汤

主治症状 痤疮。

方剂组成 蒲公英30克，黄芩、赤芍、黄连各15克，生地20克，升麻、熟大黄（后下）、炮穿山甲、皂角刺、生甘草各9克。

方剂功效 清热解毒，凉血活血，消肿散结。

三黄苦参糊

主治症状 痤疮。

方剂组成 黄芩、黄柏、苦参各15克，黄连5克。

方剂功效 清热泻火，燥湿解毒。

老中医给家人的健康处方

LAOZHONGYI GEIJIARENDE JIANKANGCHUFANG

老中医给家人的健康处方

LAOZHONGYI GEIJIARENDE JIANKANGCHUFANG

吃坏肚子怎么办，教你几个"排毒"方

一到夏季，很多人喜欢吃生鲜、生冷食物，与此同时，肠胃病患者也多了起来。在高温的环境中，肠道的吸收能力本来就比较弱，此时再吃生鲜、生冷食物，如喝冰镇啤酒，吃些半生不熟的烧烤，或者是可能已经变质的食物，很容易吃坏肚子。不过如果只是轻微的腹泻、腹痛、呕吐、大便不畅等，则无须担心，适当的药膳调养即可痊愈。除此之外，节假日的暴饮暴食、三餐不定也容易吃坏肚子，诱因不同，宜服食的药膳也是不同的。

记得有一次，和几个朋友去一家烧烤店吃烧烤，回家路上，和我同行的一位朋友突然很难受说自己肚子疼，一会儿又吐了起来。我是不吃羊肉，同行的几个朋友都吃了烤羊腿，难道是羊腿不新鲜？或者是没烤熟？没工夫多想，我赶忙打车带着那个朋友到了自己的诊所，找出一些马齿苋煎汤，让他喝了几次，症状就得到了缓解。

马齿苋有清肠道暑热、消炎、止痢之功，中医经常用其治疗夏季肠道病，它的副作用非常少，如同肠道中的清道夫，可清热、解毒、清肠道。下面再来为大家介绍几种方法同样能有效改善吃坏肚子所引发的症状。

姜 茶

食材选用 干姜丝、绿茶各 3 克。

食用方法 将干姜和绿茶放到干净的容器中，倒入适量沸水冲泡 15 分钟左右，频饮。

食疗功效 适用于寒湿腹泻、肠鸣腹痛、胃胀食少等症。

炒 米 粥

食材选用 粳米 50 克。

食用方法 将粳米放到锅内干炒至溢香，倒入适量清水熬粥。

食疗功效 适用于腹泻伴随着饮食积滞、食欲不佳等症。

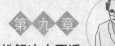

醋蛋炒瓜叶

食材选用 鲜黄瓜叶 30 克，鸡蛋 2 个，米醋 10 毫升。

食用方法 将鲜黄瓜叶清洗干净后切碎，打入 2 个鸡蛋搅匀，放到锅内干炒至熟，加米醋 10 毫升即可，每天 1 次。

食疗功效 能够治疗湿热泄泻、泻下急迫、泻而不爽、大便黄褐而臭、肛门灼热等症。

山药蛋黄粥

食材选用 山药 500 克，鸡蛋黄 2 个。

食用方法 将山药捣碎后放入锅中，倒入适量清水，开小火煮沸 2 分钟，调入鸡蛋黄 2 个，再沸即可。

食疗功效 适合脾虚腹泻的患者服食。

绿豆粥

食材选用 绿豆、芦根、粳米各 100 克，生姜 10 克，紫苏叶 15 克。

食用方法 先煎芦根、姜、苏叶，过滤去渣，放入绿豆、粳米熬粥。

食疗功效 止呕利尿。

皮肤干燥不润滑，教你几个"润肤"方

皮肤干燥指皮肤因缺水而不适，主要症状包括：皮肤发紧、个别部位干燥脱皮、洗澡之后全身发痒。皮肤干燥和很多因素有关：年龄增长、气候变化、缺乏睡眠、过度疲劳、辐射、洗澡水太热、洗涤用品碱性强等。

瑶瑶今年 18 岁了，正值高考，她每天忙着背书做题，睡眠的时间只有五六个小时。高考结束后，瑶瑶虽然取得了不错的成绩，可皮肤却变得干燥、暗黄，少了之前的白皙水嫩。我嘱咐瑶瑶平时注意营养的补充，用些柔和的清洁品，少接触电脑、手机等辐射品。下面就来为大家介绍几种能够改善皮肤干燥的药膳。

木耳红枣汤

食材选用 茯苓、淮山、白木耳、红枣、冰糖各适量。

食用方法 茯苓、淮山、白木耳、红枣一同放入锅中煮熟，调入适量冰糖即可。

食疗功效 红枣营养丰富；白木耳中富含胶原蛋白，可提升皮肤弹性，让皮下组织变得更加丰满，皮肤变得更加细嫩光滑。

枸杞酒酿蛋

食材选用 枸杞5克，鹌鹑蛋50克，酒酿200克，冰糖适量。

食用方法 取酒酿放到锅中煮开。之后依次放入枸杞、冰糖、搅匀的鹌鹑蛋蛋液，最后开大火煮沸即可。

食疗功效 鹌鹑蛋中富含蛋白质、B族维生素、维生素A、维生素E等，和酒酿同煮会产生利于女性皮肤的酶类、活性物质；枸杞子为滋补肝肾之佳品，而且有美容之功，维生素A含量丰富。将上述食物加在一起，能促进营养成分吸收，常食面色会更加滋润动人。

白果薏米糖水

食材选用 白果、薏米、腐竹、冰糖各适量。

食用方法 将白果、薏米、腐竹和冰糖熬成糖水，每个星期吃1~2次。

食疗功效 白果有补肺润肺之功，白果和薏米同食有清热去湿之功。天气燥热时，饮些白果薏米糖水，也能清除燥热，使身体舒畅。

老中医给家人的健康处方

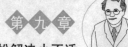

双豆鸡翅汤

食材选用 黄豆、青豆、鸡翅、精盐、味精、料酒、高汤各适量。

食用方法 将黄豆、青豆、鸡翅等原料一同放到砂锅内，倒入适量高汤，开小火炖熟；出锅前调入适量精盐、味精、料酒即可。

食疗功效 黄豆、青豆中富含蛋白质、卵磷脂、植物雌激素，此类异黄酮类物质可有效提升体内雌激素水平，让女性更加富有青春美感。异黄酮还能预防骨质疏松；鸡翅富含胶原蛋白，和黄豆、青豆同食能提升皮肤弹性、滋润皮肤。

木瓜红枣莲子蜜

食材选用 木瓜、红枣、莲子、蜂蜜、冰糖各适量。

食用方法 将红枣、莲子清洗干净之后放入锅中，倒入适量清水，加适量冰糖煮熟。木瓜剖开后去子，将红枣、莲子、蜂蜜放到木瓜中，上笼蒸透后即可。

食疗功效 木瓜味甘、性平，有消食健胃、美肤养颜、滋补催乳等功效；红枣是调节内分泌、补血养颜之佳品；莲子有调经益气、滋补身体之功。

山药青笋炒鸡肝

食材选用 山药、青笋、鸡肝若干，精盐、味精、高汤、淀粉各适量。

食用方法 将山药、青笋去皮后清洗干净，切成条状；鸡肝放到清水中洗净，切成片状；山药、青笋、鸡肝分别放到沸水中焯一下。锅中放入少许食用油，倒入适量高汤，调味后放入其余原料，翻炒几次，勾芡即可。

食疗功效 益肺气，养肺阴，补铁润肤。

老中医给家人的健康处方

LAOZHONGYI GEIJIARENDE JIANKANGCHUFANG

老中医给家人的健康处方

LAOZHONGYI GEIJIARENDE JIANKANGCHUFANG

心情抑郁气不舒，调节心情有良方

抑郁症和其他病症不同，不能通过切断传染源、打预防针增加机体抵抗力等措施来防治，不过并不是说它不能被预防。各个年龄的身体状况、疾病及酗酒、吸毒、乱用药等不良生活方式，均可诱发抑郁，如果能阻断这些侵害人体的因素，同时配合适当的药膳，加强心理免疫能力，即可有效减少抑郁症的发生。

记得有一次，一位朋友来到诊所看病，仔细询问后我才得知原因。原来，由于这两年事业的稳步前行，朋友已经成为公司的部门经理，事业蒸蒸日上的同时，工作压力也越来越大，每天都在担心能不能完成公司规定的任务指标。再加上自己常年在外打拼，很多时候根本顾不上家庭，老公对此非常不满，夫妻之间争吵不断，在这样的情况下，朋友的情绪非常低落，内心之中痛苦不堪。前段时间去看心理医生，发觉自己患上了抑郁症。可由于工作繁忙，只能抽出一点点时间去进行心理治疗，效果不佳。她问我有没有什么方法可以帮她。我给她推荐了个简单的偏方——人参茶。每次取 3 克左右的人参片泡热水饮用即可，每天服用 2～3 次。

人参能治疗心情烦躁、抑郁等精神症状，早在《神农本草经》中就记载着人参可以"主补五脏，安精神，定魂魄，止惊悸"。现代医学研究证实了人参能治疗抑郁，而且明确起效成分是人参皂苷，其治疗抑郁症的原理和抗抑郁药相似，可以降低大脑中引起抑郁的神经物质含量，进而达到治疗的目的。

现代研究还发现，人参皂苷能兴奋脑神经细胞，保护因脑缺氧而损伤的神经细胞，还可促进神经细胞间的传递，提升学习、记忆能力。既抗抑郁，又提神醒脑，非常适合我的这位朋友。有的人吃红参、野山参时可能会流鼻血，换服西洋参即可。

接下来再为大家介绍几个改善心情抑郁不舒的药膳方。

柴胡舒肝散

主治症状 精神抑郁，情绪不宁，胸部满闷，胁肋胀痛，痛无定处，脘闷嗳气，不思饮食，大便不调，苔薄腻，脉弦。

方剂组成 陈皮（醋炒）、柴胡各6克，川芎、香附、枳壳（麸炒）、芍药各4.5克，甘草（炙）1.5克。

方剂功效 柴胡、香附、枳壳、陈皮有疏肝解郁、理气畅中之功；川芎、芍药、甘草活血定痛，柔肝缓急。

当栀逍遥散

主治症状 性情急躁易怒，胸胁胀满，口苦而干，或头痛、目赤、耳鸣，或嘈杂吞酸，大便秘结，舌质红，苔黄，脉弦数。

方剂组成 当归、芍药、茯苓、炒白术各3克，炙甘草、柴胡、炒栀子各1.5克。

方剂功效 疏肝调脾，清热凉血。

四逆桃花加味

主治症状 精神抑郁，性情急躁，头痛，失眠，健忘，或胸胁疼痛，或身体某部有发冷或发热感，舌质紫暗，或有淤点、淤斑，脉弦或涩。

方剂组成 桃仁12克，红花、当归、生地黄、牛膝各9克，川芎、桔梗各4.5克，赤芍、枳壳、甘草各6克，柴胡3克。

方剂功效 本方由四逆散和桃红四物汤加味构成。四逆散有疏肝解郁之功；桃红四物汤有活血化淤、养血之功。配伍桔梗、牛膝理气活血，调和升降。

老中医给家人的健康处方

LAOZHONGYI GEIJIARENDE JIANKANGCHUFANG

半夏厚朴汤

主治症状 精神抑郁，胸部闷塞，胁肋胀满，咽中如有物梗塞，吞不下，咯不出，苔白腻，脉弦滑。

方剂组成 半夏、茯苓各 12 克，厚朴 9 克，生姜 15 克，苏叶 6 克。

方剂功效 厚朴、苏叶有理气宽胸、开郁畅中之功；半夏、茯苓、生姜有化痰散结、和胃降逆之功。合用辛香散结、行气开郁、降逆化痰。

甘麦大枣汤

主治症状 精神恍惚，心神不宁，多疑易惊，悲忧善哭，喜怒无常。

方剂组成 甘草 90 克，小麦 30 克，大枣 10 枚。

方剂功效 甘草甘润缓急；小麦味甘微寒，补益心气；大枣益脾养血。

天王补心丹

主治症状 阴虚血少，神志不安，心悸怔忡，虚烦失眠。

方剂组成 人参（去芦）、茯苓、玄参、丹参、桔梗、远志各 15 克，当归（酒浸）、五味子、麦门冬（去心）、天门冬、柏子仁、酸枣仁（炒）各 30 克，生地黄 120 克。

方剂功效 生地黄、天冬、麦冬、玄参滋补心阴；人参、茯苓、五味子、当归益气养血；柏子仁、酸枣仁、远志、丹参养心安神。

食欲不振怎么办，教你几个开胃方

食欲不振就是指虽然到了吃饭的时候，却没有胃口，或看见平常爱吃的食物也毫无食欲。这种情况几乎每个人都出现过，虽然不是什么大病，却会影响到人的心情和身体健康。本节所说的食欲不振并非某些疾病引发的，而是指外邪引发的一种症状，如饮食不节。

去年春节，我给外甥舟舟带了一大盒蛋糕，孩子平时不怎么吃得到，一见到蛋糕就非常开心，抱着蛋糕开始大吃特吃，看到外甥这么喜欢我也非常开心。可是第二天，舟舟就见饭摆手了，这也不吃那也不吃，而且说自己看到什么食物都不想吃。这下全家人可急坏了，舟舟自己也是一脸的不高兴。我让妈妈给舟舟煎了一碗山楂麦芽汤，让舟舟服下，几个小时之后，舟舟就吵着要吃东西了，这下家里人才终于舒了一口气。

温胃汤

主治症状 胃寒气逆，腹胀咳嗽，食欲不振。

方剂组成 附子、当归、厚朴、人参、橘皮、芍药、甘草各 3 克，干姜 4 克，蜀椒 2 克。

方剂功效 温胃，促进食欲。

山楂麦芽煎汤

食材选用 山楂 15 克，麦芽 25 克。

食用方法 将山楂和麦芽一同放入锅中，倒入适量清水，开小火煎煮 1 小时，过滤去渣。

食疗功效 健脾益胃，助消化。适合食欲不振、消化不良的患者服食。

沉香紫蔻丸

主治症状 腹满胃痛，消化不良，呕吐打嗝，食欲不振，膨闷胀饱，反胃吐酸。

方剂组成 紫蔻 3 克，草蔻、广木香各 9 克，莱菔子 15 克，三消 27 克，沉香、大黄、炒枳实、槟榔、青皮、广皮、厚朴、广砂、柴胡、鸡内金各 12 克。

方剂功效 消食健胃，开郁止痛。

老中医给家人的健康处方

LAOZHONGYI GEIJIARENDE JIANKANGCHUFANG

沉香温胃丸

主治症状 中焦气弱，脾胃受寒，食欲下降，气不调和，脏腑积冷，心腹疼痛，大便滑泄，腹中雷鸣，霍乱吐泻，手足厥逆，便利无度，下焦阳虚，脐腹冷痛；伤寒阴湿，形气沉困，自汗。

方剂组成 附子（炮，去皮、脐）、巴戟天（酒浸，去心）、干姜（炮）各30克，桂皮21克，沉香、甘草（炙）、当归、吴茱萸（洗，炒去苦）、人参、白术、白芍药、白茯苓（去皮）、良姜、木香各15克，丁香9克。

方剂功效 温胃，增强食欲。

莲肉粳米膏

食材选用 莲肉、粳米各200克，茯苓100克，砂糖适量。

食用方法 将粳米、莲肉一同放入锅中炒熟，和茯苓一同研磨成末。砂糖加水煮至黏稠，调入上末，制成膏即可。

方剂功效 补中益气，健脾和胃。

呃逆不止真尴尬，教你几个止住方

呃逆，即我们平时所说的打嗝，指的是胃气上逆，喉咙间发出了短而急促的声音，这是一种常见生理现象，因横膈膜痉挛收缩而起。呃逆的诱因很多，病情较轻，可自行消退，不过有的人会出现呃逆不止，此即为顽固性呃逆。

记得有一次聚餐，吃过饭之后，朋友不停地打嗝，发出"嗝嗝嗝"的声音，周围人的目光时不时扫过来，朋友害羞得面红耳赤。饭后，朋友告诉我，自己已经不是第一次因为打嗝出丑了，打嗝时难以自制，有时候出声有时候不出声，他非常痛苦。我给朋友推荐了八角茴香汤治疗呃逆的方法，从那之后，只要自己打嗝不止，就会煎煮八角茴香汤，效果非常好。

八角茴香汤

主治症状 呃逆不止。

方剂组成 八角茴香粉 20 克，蜂蜜适量。

方剂功效 八角茴香可以用来做调理，也可入药，香味浓烈，有驱虫、温中理气、健胃止呕、祛寒、兴奋神经之功。八角茴香里的茴香油能刺激胃肠神经血管，促进消化液分泌，增强胃肠动力，缓解胃痉挛，止呃逆。

缓急止呃汤

主治症状 顽固性呃逆。

方剂组成 炒杭芍 30 克，紫丁香 3 克，沉香 7 克（劈后下），大柿蒂、炒枳壳、粉甘草各 9 克。

方剂功效 养阴缓急，降逆止呃。

丁香梨

食材选用 雪梨 1 个，公丁香 15 粒，冰糖 20 克。

食用方法 将梨去皮，用竹签均匀扎 15 个小孔，每孔内放入一粒丁香，再把梨放入大小合适的盅内，用纸封严盅口，蒸 30 分钟。把冰糖加少许水溶化，熬成糖汁。将梨从盅中取出，抠去丁香，浇上冰糖汁即可。

食疗功效 理气化痰，益胃降逆。能够治疗痰气交阻或胃阴亏虚导致的呃逆、反胃、呕吐等。

蛋羹止呃汤

主治症状 顽固性膈肌痉挛（肿瘤、结核所致的无效）。

方剂组成 何首乌 30 克，柿蒂 20 克，鸡蛋 2 个。

方剂功效 益精血，润肠胃，降呃逆。

老中医给家人的健康处方

LAOZHONGYI GEIJIARENDE JIANKANGCHUFANG

老中医给家人的健康处方

LAOZHONGYI GEIJIARENDE JIANKANGCHUFANG

制呃方

主治症状 手术后顽固性呃逆。

方剂组成 附片（先煎1小时）、葛根、白豆蔻、旋覆花、法半夏、茯苓各10克，党参12克，丁香、枳实、甘草各6克，炮姜3片。

方剂功效 温阳健脾，理气降逆。

老刀豆姜汤

主治症状 胃寒呃逆、呃声沉缓无力，遇冷易发，胃脘不舒，遇热则减，得寒则甚，饮食量下降，口不渴，苔白润，脉迟缓等。

方剂组成 姜9克，带壳老刀豆50克，红糖25克。

方剂功效 温中，散寒，降逆。

经常失眠怎么办，几款茶即可解压助眠

失眠是指无法入睡或无法保持睡眠状态而引发的睡眠不足。又名入睡和维持睡眠障碍（DIMS），其诱因很多，如入睡困难、睡眠深度或频度过短、早醒及睡眠时间不足或质量差等。失眠常常会带给患者极大的痛苦和心理负担，又会由于滥用失眠药而损伤身体其他方面。不过很多方法都能缓解、治疗失眠。

随着现代人生活压力的增大，失眠成了常见问题，偶尔失眠并无大碍，可如果是长期性失眠，对身体的危害可就比较大了。

发生失眠时，首先要明白自己为什么失眠，解决了这个原因之后，失眠的问题自然不存在了。可配合喝些助眠茶饮，放松心情，慢慢提高睡眠的质量。

三七金银茶

食材选用 三七花 10 克，金银花少许。

食用方法 将三七花和金银花一同放入干净的容器内，倒入适量沸水冲泡即可。

食疗功效 三七花有平肝降火气之功；金银花有清热解毒之功。此茶适合抽烟、喝酒、应酬多，或者由于工作压力较大而睡不着，面上易生痤疮的患者。

三七茉莉茶

方剂组成 三七花、茉莉花各 10 克。

食用方法 将三七花和茉莉花一同放到干净的容器中，倒入适量开水冲泡即可。

食疗功效 平肝清热，镇静安神。

三七牛奶

食材选用 三七花 4 克，牛奶 250 毫升。

食用方法 每天晚上睡觉以前取 4 克三七花粉调入牛奶中。

食疗功效 安神，补充蛋白质、钙。

助眠茶

方剂组成 炒酸枣仁、灵芝、夜交藤各 30 克。

具体操作 将上述药材放入锅中，倒入适量清水煎汁，每天晚上睡觉以前饮服。

方剂功效 此茶味酸收敛，甘酸化阴，适合肝血不足、虚烦不眠、体虚多汗、津伤口渴的患者饮服。

老中医给家人的健康处方

安脑纾压茶

食材选用 天麻6克，天门冬9克。

食用方法 将上述药材放到锅内，倒入适量清水，开小火煮15分钟即可。

食疗功效 天麻可降脑部血管阻力；天门冬可滋阴降火。适合经常熬夜、压力大、头昏难入睡的患者。

安神抗郁茶

食材选用 麦茶600毫升，决明子6克。

食用方法 麦茶直接加热，放入决明子即可。

食疗功效 麦子能滋阴宁神；决明子能安神助眠。此茶适合难入眠的患者，还能改善便秘。

脾系统调养很重要，常见食物也是"方"

脾位于中焦，横膈之下，主运化、升清、统摄血液。脾与胃互为表里，二者都是主要的消化器官。人后天生命活动的维持、气血津液的化生均依赖于脾胃所运化的水谷精微，因而有脾胃为"气血生化之源"、"后天之本"的说法。

脾主运化，其生理功能包括运化水谷精微、运化水液两方面。运化水谷精微就是指消化、吸收饮食，转输其精微物质。饮食经脾胃消化吸收之后，要依靠脾之运化才可将水谷转化成精微物质，同时依靠脾之转输、散精功能，才可将水谷精微布散到全身各处，让五脏六腑、四肢百骸等组织、器官得到足够多的养分，进而维持其正常的生理功能。脾运化水谷精微的功能强，饮食水谷即可转化成精微物质，生成精、气、血、津液充养人体，维持正常的生理活动。一旦脾失健运，就会出现食欲下降、腹胀、便溏、消化不良、倦怠、消瘦等。

脾运化水液指脾吸收、转输、布散水液。这个功能正常，即可避免水液停滞于体内，进而避免湿、痰、饮等病理产物出现。否则，水液停滞于身体之中，就会产生湿、痰、饮等，诱发水肿、泄泻等。

脾主升清，主要表现在将水谷精微物质输至心、肺，由心肺将其化生成气血，营养全身；主升提，进而维持机体内脏正常位置。一旦脾失升清，水谷精微上升布散就会失职，出现神疲乏力、头目眩晕、腹胀泄泻等症；脾气下陷，会导致内脏下垂，如胃下垂、子宫脱垂等。

脾主统血，指脾可统摄、控制血液，让血液正常循行在脉内、不溢出。一旦脾气虚弱，丧失统血之功，血不循经、溢于脉外，就会表现出各种出血证，如便血、皮下出血、子宫出血等，同时伴随着脾气虚证。

脾开窍于口，其华在唇。就是说饮食口味、食欲正常与否和脾之运化有着密切关系。脾气健运，口味、食欲正常；脾失健运，就会表现出食欲下降、口味异常，如口淡无味、口甜、口腻等。口唇色泽和全身气血是否充足有关；脾胃是气血生化之源，因此，口唇色泽红润与否其实体现的是脾运化功能的状态。

脾在体合肌肉，主四肢。人体要依靠脾运化的水谷精微来滋养，进而丰满肌肉，让四肢的活动更加有力。所以，脾之运化功能健全与否，直接关系着肌肉壮实与瘦削、四肢功能活动是否正常。一旦脾虚不健，肌肉缺乏营养，就会逐渐消瘦、痿软松弛，四肢痿废。

曾经有位女士抱着个小宝宝来诊所看病。由于是夏季，孩子的脖子上长出了密密麻麻的小红点，孩子的妈妈说给孩子用了爽身粉没有效果。我嘱咐那位妈妈回去之后给孩子喝些莲子水，第二天，孩子脖子上的小红点就消失了。莲子之所以可以祛除孩子脖子上的湿疹，和它的清热除湿、健脾之功有着密切关系。其实生活中，很多食物和药膳都有养脾的功效。

LAOZHONGYI GEIJIARENDE JIANKANGCHUFANG

老中医给家人的健康处方

LAOZHONGYI GEJIARENDE JIANKANGCHUFANG

党参粥

食材选用 党参、茯苓各10克，麦冬6克，粳米50克。

食用方法 将党参、茯苓、麦冬一同放入锅中，倒入适量清水煎汁，取汁去渣，用药汁煮米成粥即可。

食疗功效 补中益气，滋养胃阴。治疗脾胃气阴不足而出现的饮食不下、呕吐、消化不良等症。

参芪薏苡粥

食材选用 党参、大枣各10克，黄芪20克，炒薏苡仁120克，生姜12克。

食用方法 将上述药材放到冷水中泡透，之后放入薏苡仁，倒入适量清水，开大火烧沸，放入拍破的生姜，转成小火煨熬，至薏苡仁熟烂即可。趁热空腹食用，每天吃1~2次。

食疗功效 补中益气，健脾除湿。适用于老年、病后体虚气弱或脾胃虚弱、食少便溏、水肿、神疲乏力、脱肛等症。

脂酒红枣

食材选用 羊脂25克，红枣、糯米酒各250克。

食用方法 将红枣清洗干净后放入锅中，倒入适量清水煮软，倒出水，放入羊脂、糯米酒，煮沸后晾凉。红枣、酒液倒进玻璃瓶中，密闭贮存7天即可。每次吃红枣3~5枚，每天2次。

食疗功效 补虚健脾。适用于久病体虚、消渴、脾虚气弱等症。

鲫鱼羹

食材选用 荜拨、缩砂仁、陈皮、胡椒各10克，大鲫鱼1000克，大蒜2头，葱、精盐、酱油、泡辣椒、菜油各适量。

食用方法 鲫鱼去鳞、鳃和内脏，清洗干净；鲫鱼腹内装入陈皮、缩砂仁、荜拨。用大蒜、胡椒、泡辣椒、葱、精盐、酱油腌制。锅中倒入适量菜油烧沸，鲫鱼放到油中煎熟，倒入适量清水，炖至成羹即可。

食疗功效 醒脾暖胃。适用于脾胃虚寒导致的慢性腹泻、慢性痢疾等症。

白扁豆粥

食材选用 炒白扁豆60克，粳米100克，红糖适量。

食用方法 将白扁豆放到温水中浸泡一个晚上，之后和粳米、红糖一同熬煮成粥。

食疗功效 健脾养胃，清暑止泻。适用于脾胃虚弱、食少呕逆、慢性腹泻、暑湿泻痢、夏季烦渴、妇女赤白带下等症。

肾系统保健不可少，食疗之法效果佳

《黄帝内经》上讲，肾主藏精，主水液，开窍于耳，司二阴，主骨、生髓、通于脑，其华在发，在志为恐。

肾是我们的先天之本，它不仅决定了我们寿命的长短，还收藏着生殖之经血和五脏六腑的精微。

肾主水，它是保证人体内水液运行通畅的重要器官，也叫"水脏"。

肾通窍于耳朵和肛门、尿道。如果听力不好，大小便有问题，多数与肾有关系。

肾主管骨头，骨髓通于大脑，同时肾收藏的精又能促进骨髓再生。所以肾精富足，人的肢体就会健壮有力，神清气爽，精力过人；如果肾精亏损，则人动作不灵，迟缓无力，爱眩晕，忘性大，腰酸背痛，腿也无力。

肾的功能强弱体现在毛发上，毛发的生长、脱落、浓密、稀疏、光泽、黯淡、乌黑、花白等变化，统统与肾有关。

肾体现的主要情志为惊恐。简单地说，肾虚的人胆小怕事，心理承受能力差，特别爱吃咸味，面色发黑，黯淡无光。

肾功能的强弱主要受先天影响，但后天的保养也是不能被忽视的，坚持后天调养，同样能让你拥有一个强壮的肾脏，而后天调养之中，食疗之法则是效果好、副作用少的佳法。

熟地黄牛骨汤

食材选用 熟地黄60克，江珧柱30克，牛骨500克，老姜、葱各10克，料酒10毫升，精盐、味精各3克，胡椒粉适量。

食用方法 熟地黄清洗干净后切成片状；江珧柱清洗干净后浸软、撕开；牛骨清洗干净后斩件，放到沸水锅内氽掉血水，捞出沥干；老姜清洗干净后切成片；葱清洗干净后切成段。牛骨、熟地黄、江珧柱、老姜、葱、料酒一同放到锅中，倒入适量清水，开大火煮沸，之后转成小火煮3~4小时，调入适量精盐、味精、胡椒粉即可。

食疗功效 滋阴益肾，养血强筋。适合肾病、精血亏虚而表现出面色萎黄、精神不振、肢体倦怠、腰膝乏力等症患者服食。

苁蓉羊腰子羹

食材选用 肉苁蓉30克，羊腰子2个，精盐、味精各3克，老姜、葱各10克，料酒10毫升，生粉6克，胡椒粉适量。

食用方法 肉苁蓉放到酒中浸泡1夜，去皱皮，切细；羊腰子切开后去掉脂膜，清洗干净后切成粒状，调入精盐、料酒、生粉腌匀；葱清洗干净后切成葱花；姜清洗干净后切碎。肉苁蓉放到锅中，倒入适量清水，煎半小时，倒入羊腰子煮沸，放入姜粒、葱花、精盐、料酒、胡椒粉、味精调味，勾入生粉即可。

食疗功效 补肾益精壮阳。适合肾病后、肾病属肾虚的女性食用，主要表现为面色无华、腰膝冷痛、耳鸣、夜多小便、筋骨无力、不孕等。也可治疗男子阳痿、遗精。

老中医给家人的健康处方

LAOZHONGYI GEIJIARENDE JIANKANGCHUFANG

海参粥

食材选用 水发海参（切碎）50 克，粳米 100 克，葱、姜、精盐各适量。

食用方法 将水发海参、粳米一同放入锅中熬煮成粥，放入少量葱、姜、精盐调味即可。

食疗功效 补肾益精，滋阴补血。适用于肾虚阴亏而导致的体质虚弱、腰膝酸软、失眠盗汗等症。

胡桃栗肉蜜

食材选用 桃肉、栗子肉、蜂蜜各适量。

食用方法 将胡桃、栗子去壳取肉，炒香之后研成末状，混合均匀。放到蜂蜜内搅拌均匀，煮沸，晾温后装瓶。每次吃 30 克，每天吃 2 次，早、晚用温开水冲服。

食疗功效 补肾益气。适合肾气亏虚而出现的咳喘，动则尤甚的患者食用。

杜仲煮羊腰子

食材选用 杜仲 15 克，五味子 6 克，羊腰子 2 个，精盐、味精、生粉各 3 克，老姜、葱各 10 克，料酒 12 毫升，胡椒粉适量。

食用方法 将杜仲、五味子分别清洗干净；羊腰子切开后去除脂膜后清洗干净，切成片状，调入精盐、生粉、料酒腌渍；姜清洗干净后切成片状；葱清洗干净后切成段状。将杜仲、五味子一同放到砂锅中，倒入适量开水，开小火煮 1 小时，倒入羊腰子、老姜、葱、料酒煮沸，调入精盐、味精、胡椒粉即可。

食疗功效 温肾涩精，强筋健骨。适合肾病属肝肾虚寒而出现的腰脊冷痛、足膝无力、阳痿遗精等症，或反复水肿、尿频或不利、时有头晕耳鸣或肾炎水肿等症的患者食用。

老中医给家人的健康处方

LAOZHONGYI GEIJIARENDE JIANKANGCHUFANG

老中医给家人的健康处方

栗子炒仔鸡

食材选用 栗子250克，仔公鸡1只，植物油、葱、姜，精盐各适量。

食用方法 将仔鸡清洗干净，切成块状；栗子去壳。将锅置于火上，倒入适量植物油，油热后，放入葱、姜爆香，之后放入仔鸡、栗子爆炒，精盐调味，继续炒至鸡块熟透即可。

食疗功效 温肾助阳。适合男子阳痿、早泄、遗精等。

羊肉虾仁羹

食材选用 羊肉500克，虾仁100克，蒜30克，姜2片，老姜、葱各10克，料酒12毫升，精盐、味精各3克，生粉6克，植物油、胡椒粉各适量。

食用方法 蒜去衣后清洗干净，切细；葱清洗干净后切成葱花；姜清洗干净后切丝；羊肉清洗干净后切成薄片，调入精盐、料酒、生粉腌匀；虾仁清洗干净后切粒，用精盐、料酒、生粉腌匀。将锅置于火上，倒入适量植物油，用姜丝爆羊肉，倒入适量清水，煮沸之后放蒜粒、虾仁粒煮20分钟，加葱花、料酒、精盐、味精、胡椒粉调味，勾少量生粉，成羹即可。

食疗功效 温补肾阳。适合肾病属肾阳虚衰而出现腰痛、足软弱，下半身常出现冷感，小腹拘急，小便不利，或小便增多，有时候会水肿，或遗泄等症患者食用。

胆系统很重要，对症用"方"才起效

胆是人体六腑之一，《黄帝内经》说它是"中正之官"，脏腑之中，胆与同属木行的肝关系最密切，它们一阴一阳，互为表里。贮藏于胆腑的胆汁，在肝的疏泄作用下，会排入肠中，促进食物的消化。如果肝胆功能失

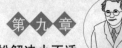

常，胆汁的分泌与排泄受阻，不能进入肠道，则脾胃的消化功能会受影响，出现厌食、腹胀、腹泻等消化不良的症状。这些不能进入肠道的胆汁在腑脏中乱窜，最终必然外溢到肌肤，就会出现以目黄、身黄、小便黄为特征的黄疸症状。

胆气以下降为顺，如果气机上逆，就会出现口苦、呕吐黄绿苦水等现象。由此我们也能看出，保护好胆系统对于身体健康来说太重要，可偏偏有很多人并不注意保护，直到出了问题。

几年前，有位20出头的大学生来我这里看病，她得的是胆石症，发病时右上腹或上腹部痛，有时疼痛会放射至肩胛或肩部，甚至还会出现恶心、呕吐、发热等症；平时还会出现胃灼热、嗳气、嗳酸、腹胀；中上腹或右上腹产生饱胀感，吃油腻食物的时候症状会加重。

我让她先做个检查，结果显示：胆囊造影可发现透光的结石阴影，十二指肠纤维内窥镜进行逆行胆管和胰管造影术，可发现肝外和肝内胆石。我给她开了个治疗胆结石的基本方，嘱咐她回去之后连续服用一段时间。大概4个疗程后，她的症状就基本消失了。

一、胆石症

基本方

主治症状 突发性严重右上腹或上腹部痛，并可向右肩胛或肩部放射；恶心、呕吐、发热；平时胃灼热、嗳气、嗳酸、腹胀；中上腹或右上腹饱胀感，食油腻食物更剧，总胆管结石伴有阻塞性黄疸表现。

方剂组成 金钱草30克，柴胡、鸡内金、枳壳、制大黄各9克，郁金3克，芒硝12克（冲）。

方剂功效 金钱草清利湿热；制大黄、芒硝通下；柴胡、枳壳、郁金疏肝理气；鸡内金运脾消食。

大柴胡汤

主治症状 少阳阳明合病。往来寒热，胸胁苦满，呕不止，郁郁微烦，心下痞硬，或心下满痛，大便不解，或协热下利，舌苔黄，脉弦数有力。临床上常用其治疗急性胰腺炎、急性胆囊炎、胆石症、胃及十二指肠溃疡等属少阳阳明合病。

方剂组成 柴胡12克，黄芩、芍药、半夏、枳实各9克，生姜15克，大枣4枚，大黄6克。

方剂功效 柴胡是君药，配臣药黄芩有和解清热之功，能除少阳之邪；轻用大黄配枳实可内泻阳明热结，行气消痞，也是臣药；芍药柔肝缓急止痛，和大黄相配能治腹中实痛，和枳实配伍能理气和血，除心下满痛；半夏有和胃降逆之功，和生姜配伍，能治呕逆不止，同为佐药；大枣和生姜配伍，可和营卫、行津液，同时调和脾胃，功兼佐使。

三金排石汤

主治症状 肾盂、膀胱、尿道感染，发病时出现的肾绞痛及膀胱、生殖器、大腿内侧及同侧睾丸的疼痛。

方剂组成 鸡内金、金钱草、虎杖各30克，海金沙（兑服）20克，牛膝、萹蓄、瞿麦、滑石、车前子（包煎）各15克，丹参、王不留行、赤芍、枳壳、芒硝（冲服）各10克，陈皮12克，甘草6克，琥珀（研末兑服）3克。

方剂功效 鸡内金、金钱草、海金沙有通淋化石之功，利于推动输尿管结石下移，加速结石的排出；萹蓄、瞿麦、滑石、车前子有利尿通淋之功；虎杖、丹参、赤芍、王不留行有活血化淤之功；陈皮、枳壳有行气之功；芒硝泻下，"能化七十二石"；甘草缓急；琥珀有活血散淤、止血开窍之功，是利水祛浊的良药，和牛膝搭配在一起，可引石下行。将上述药物配合在一起，可提升排尿量，加速输尿管蠕动，促进结石排出。

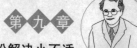

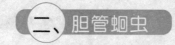

二、胆管蛔虫

基本方

主治症状 胆管蛔虫。痛时难忍，恶心、呕吐。

方剂组成 川椒4.5克，槟榔、苦楝皮各12克，乌梅、木香各6克，细辛2.4克，生大黄9克（后入）。

方剂功效 乌梅、苦楝皮、细辛、槟榔驱蛔；生大黄下蛔；佐川椒、木香以行气止痛。

乌梅丸

主治症状 久痢，厥阴头痛，或脾胃虚引起之胃脘痛，肢体瘦弱。

方剂组成 乌梅肉，黄连，附子（制），花椒（去椒目），细辛，黄柏，干姜，桂枝，人参，当归。

方剂功效 温脏安蛔。

三、急性胆囊炎

藤汁冲鸡蛋

食材选用 黄瓜藤100克，新鲜鸡蛋1个。

食用方法 黄瓜藤清洗干净切碎，煎汁滤渣，取汁液100毫升。鸡蛋打破搅匀，用黄瓜藤汁冲服鸡蛋。

食疗功效 具有清热利胆的疗效，适合急性胆囊炎患者服用。

老中医给家人的健康处方

LAOZHONGYI GEIJIARENDE JIANKANGCHUFANG

老中医给家人的健康处方

LAOZHONGYI GEIJIARENDE JIANKANGCHUFANG

马齿苋煎芦根

食材选用 芦根 25 克，干马齿苋 10 克。

食用方法 上述材料一起煎汁。

食疗功效 具有消炎利水的效果，适合急性胆囊炎患者服用。

四、慢性胆囊炎

山楂糖药饼

食材选用 白糖、山药、山楂各适量。

食用方法 将山楂除去内核，连同山药一同蒸熟，待汤液冷却后加入白糖搅拌均匀，压为薄饼服食。

食疗功效 能有效治疗慢性胆囊炎。

红枣炖猪肚

食材选用 猪肚 1 个，砂仁 10 克，红枣 5 枚，生姜 15 克，胡椒 30 克，精盐适量。

食用方法 红枣用温水浸泡洗净去核；生姜洗净切丝；猪肚清洗干净。上述材料一起放进猪肚中，加适量水，文火炖熟即可服用。

食疗功效 适合慢性胆囊炎患者服用，有很好的辅助疗效。

五、肝气犯胃型胆囊炎

三七炖参枣

食材选用 红枣 10 克，三七 250 克，丹参 30 克，精盐、味精各适量。

食用方法 红枣温水浸泡洗净后去核；三七洗净去皮；丹参用纱布包好。将上述材料加水一同炖至熟后，取出药包，加上适量味精和精盐调味。

食疗功效 适合胆囊炎患者服用，具有很好的辅助疗效。

竹草白米粥

食材选用 粳米 50 克，竹叶 10 克，金钱草 30 克。

食用方法 竹叶和金钱草洗净后，放入清水浸泡 5 ~ 10 分钟，加水煎汁。粳米淘洗干净，倒入药汁中煮粥，调入白糖即可。

食疗功效 对于慢性胆囊炎患者有疗效。

六、胆系统保养

按摩法

穴位选取 丘墟穴，位于足部外踝前下缘凹陷处，用手指按上去有微微的痛感。

具体操作 ①用手指按揉或按压两侧穴位，每天 3 ~ 5 分钟；②穴位外敷法，先把何首乌粉放在穴位处，用折叠成小方块的纱布覆盖在上面，再用医用胶布固定好，12 小时后取下，隔天再贴 1 次。

按摩功效 丘墟穴，它是胆经风气候生发之源，善治肝胆诸症。"合治内腑"，经常按揉刺激它，对与胆相关的诸多病症有很好的防治作用，如目赤红痛、腋下肿、胸胁痛、腰胯痛、胆囊炎等。

老中医给家人的健康处方

LAOZHONGYI GEIJIARENDE JIANKANGCHUFANG

老中医给家人的健康处方

LAOZHONGYI GEIJIARENDE JIANKANGCHUFANG

食疗法

食材选用 玉米须适量。

食用方法 直接用玉米须熬汤。

食疗功效 玉米味甘性平，具有调中开胃、益肺宁心、清湿热、利肝胆、延缓衰老等功能。

胃系统保养很重要，食疗、按摩皆可行

胃是人体的六腑之一，与脾相表里，功能强弱直接影响人的生存质量，因而又被称为"后天之本"。

"受纳与腐熟"，并主通降。"受纳"是接受和容纳的意思，"腐熟"是指食物经过胃的初步消化，形成食糜。

胃功能失调会导致一系列很严重的后果：胃气虚弱，会表现为没有食欲，或餐后嗳气反酸、打嗝、胃脘胀满疼痛、恶心上涌、呕吐不止等；胃气过强，则表现为消化过快，饭后不久就感觉饥饿难耐。这些症状都是胃气不调的结果，要是不加治疗，任其持续发展下去，会演化成急、慢性胃炎、胃和十二指肠溃疡、胃穿孔，甚至是癌变等难以治疗的疾病。

《黄帝内经》上说，胃是"仓廪之官"，因为它掌管着食物。然而，爱护胃的人很少。不少人喜欢吃冰激凌，喜欢吃辛辣刺激之品，虽然偶尔一两次的食用并不会出现明显的不适，可如果天天如此，势必会影响到脾胃的健康。

曾经有位女士，因为哮喘症而找到我，经过一番观察我才发现，她所出现的哮喘其实是脾胃受损引发的。开完药后，我嘱咐她回家之后烹调些猪肚汤来喝，能够辅助治疗哮喘。下面就再为大家介绍几种胃系统保养过程中应当吃的食物或药膳。

猪肚汤

食材选用 干面粉、精盐、猪肚各适量。

食用方法 将干面粉和精盐洒到猪肚上，再用手反复揉搓，要把猪肚每一个部位都搓到，然后用清水洗净，一定记得要多冲洗几遍，之后把猪肚切成丝放入锅内，加入适量清水，也可以直接把猪肚整个放入锅内炖。大火煮开后转小火，炖至猪肚完全熟烂，再加入精盐调味。

食疗功效 非常适合脾胃保养，还能治疗严重痢疾后的身体虚弱，以及小儿疳积、蛔虫病后的面黄体瘦等症。

党参方

食材选用 党参适量。

食用方法 把党参洗净切碎后单独煮水来喝，有一股淡淡的甜味。也可以把它和小米一起煮粥，即把党参切成大段，和小米一起放入锅内，加适量清水同煮，等到粥好的时候，把党参段挑出去，加入适量精盐即可。

食疗功效 党参能补脾养胃，润肺生津，健运中气，本与人参不甚相远。其尤可贵者，则健脾运而不燥，滋胃阴而不湿，润肺而不犯寒凉，养血而不偏滋腻。

补中益气汤

主治症状 头晕伴随呕吐的症状，如鼻炎、晕车。

方剂组成 黄芪15克，党参、白术、陈皮、当归、甘草各10克，柴胡12克，升麻6克，生姜9片，大枣6枚。

方剂功效 调养脾胃系统，保养头部，治疗既与胃又与头有关的疾病；补益人体脾胃之气。

老中医给家人的健康处方

LAOZHONGYI GEIJIARENDE JIANKANGCHUFANG

饴糖方

食材选用 饴糖适量。

食用方法 直接食用。

食疗功效 饴糖色黄味甘，性微黄，可入脾、胃二经。温补脾胃。

玉竹茶

食材选用 玉竹适量。

食用方法 泡水当茶频饮。

食疗功效 治疗胃热炽盛、津伤口渴、消谷易饥等症。

银耳赤豆汤

食材选用 银耳6克，赤小豆100克。

食用方法 买回银耳之后，先用水泡。泡发之后，将银耳清洗干净，用手把根部摘除，把大朵撕成小朵，然后和洗净的赤小豆一起放入高压锅中，压好即可。

食疗功效 滋阴养胃，益气安神。有效消除胃胀。

按摩法

穴位选取 冲阳穴，位于人体足背的最高处，用手指按上去有微微的痛感。

具体操作 ①用手指按压，按的时候要稍稍用力，以穴位感觉酸痛为度，两侧都要按，每天3~5分钟；②穴位外敷：将黄芪或党参切成小片，放于穴位之上，再用叠成小方块的医用纱布盖上，最后用医用胶布固定。每12小时更换1次，隔天贴1次。

按摩功效 防治胃胀、胃痛、呕吐等症。

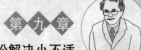

心为人体君主，保养少不了食疗和按摩

《素问》之中有云："心者，君主制官也，神明出焉。"且"心藏神"，意思就是说，心在五脏六腑之中占有重要地位。人体脏腑、气血在心的作用下才能统一、协调。中医还有"心主血"之说，意思就是说心可化生血液、推动血行。血能够维持人体正常的生命活动，濡养身体中的各个脏腑组织器官。所以，想拥有健康的身体，一定要先保养好心。

绿豆芽方

食材选用 绿豆芽适量。

食用方法 炒绿豆芽或煮汤用。

食疗功效 绿豆芽属震，震在人体对应心，心主血脉，因此，和心有关的疾病都可治。

鹿茸肉汤

食材选用 鹿茸适量。

食用方法 炖各类肉汤的时候放几片鹿茸即可。

食疗功效 生精补髓，养血益阳，强筋健骨。治一切虚损，耳聋目暗，眩晕虚痫之症。

高粱粥

食材选用 高粱适量。

食用方法 直接熬粥，或与其他辅食一同熬粥。

食疗功效 止泻，利小便。治疗小便淋沥、小便内有血和泄精，解水中毒，治呕吐，治热证等。

老中医给家人的健康处方

LAOZHONGYI GEIJIARENDE JIANKANGCHUFANG

老中医给家人的健康处方

菠 菜 方

食材选用 菠菜适量。

食用方法 凉拌、清炒、做汤均可，可单独食用，也可配合其他辅食。

食疗功效 最大限度地补益人体的心系统。

按 摩 法

穴位选取 神门穴，是手少阴心经的原穴，是补益心气的要穴。位置在掌后锐骨端陷中，很容易找到，用指关节按揉，有微痛感。

具体操作 ①用指关节按揉或按压，此穴用手指刺激不明显，所以换为指关节，稍稍用力，每次按揉3~5分钟，两侧都要按到；②用人参片外敷，将人参切片后放在穴位上，用医用纱布折成小方块后盖上，再用医用胶布固定，每12小时更换1次，隔天贴1次。

按摩功效 经常刺激此穴，可以防治心系统的许多疾病，如心痛、心慌、双胁痛、自汗、盗汗、咽喉肿痛、失眠、健忘等。

肺在人体最脆弱，吃对食物可强肺

肺主气，司呼吸，《素问·五藏生成》上有云："诸气者，皆属于肺。"肺主气包括主呼吸之气和一身之气两方面。肺主行水，指肺气之宣发肃降作用推动、调节全身水液之输布和排泄。"肺朝百脉，主治节"，肺朝百脉，是指全身的血液均通过百脉流经至肺，经肺之呼吸，交换体内外清浊之气，之后再通过肺气的宣降，将富有清气的血液经百脉输送至全身各处；肺主治节，指肺气有治理调节肺之呼吸，以及全身之气、血、水之功。由此可见，一旦肺部出了问题，身体各处都会受到严重影响。

多年以前，当时我还在农村，有个孩子高热不退，请了很多医生都治不好，村里有位老者开口说道："试试芦苇根吧，我曾经见过有人用芦苇根煎汤退热。"孩子的父母已经没了办法，只好试一试了。两个人赶紧到附近的芦苇荡里去挖，挖回来之后清洗干净，将其切碎，放到锅中煎汤，给孩子服下，连续服了2天之后，孩子的热果然退了。

芦苇根有泻火、清肺热之功，不过并非苦寒之品，药性平和。其实类似的食疗之方还有很多，下面就来为大家介绍几个。

黄精煨肘

食材选用 黄精9克，党参6克，红枣5枚，猪肘750克，姜15克，精盐、味精各适量。

食用方法 猪肘除净毛后刮洗干净；黄精切成薄片；党参切成段，与黄精一同放到纱布袋内装好；红枣清洗干净；姜清洗干净后拍破。将上述药物、食物一同放到砂锅内，倒入适量清水，置于大火上烧沸，撇去浮沫，转成小火继续煨至汁浓，猪肘熟烂。除掉药包，调入适量精盐、味精即可。

食疗功效 补脾润肺。适合脾胃虚弱、饮食不振、肺虚咳嗽、病后体虚等症之人食用。

山楂核桃茶饮

食材选用 山楂50克，核桃仁150克，白糖200克。

食用方法 核桃仁放到清水中浸泡半小时左右，清洗干净之后再重新倒入少量清水，磨成茸浆，装到容器内，再倒入适量水稀释调匀；山楂清洗干净之后装到锅中，倒入适量清水，在中火上煎熬3次，每次20分钟，过滤取汁，将汁液浓缩到1000毫升左右。另取一锅置于火上，倒入山楂汁、白糖，搅拌至其溶化，缓缓地倒入核桃仁浆，一边倒一边搅拌均匀，煮至微沸即可。

食疗功效 补肺肾，生津液。适用于肺虚咳嗽、气喘、肾虚阳痿、腰痛、津亏口渴、便干、食积纳差、血滞经少、腹痛等症。

老中医给家人的健康处方

LAOZHONGYI GEIJIARENDE JIANKANGCHUFANG

枸杞乌参鸽蛋

食材选用 水发乌参2只，鸽蛋12个，枸杞子15克，大油100毫升，姜、葱、鸡汤、酱油、精盐、料酒、胡椒粉、味精、水淀粉各适量。

食用方法 乌参内壁膜清理干净，放到沸水中氽2遍，冲洗干净，之后用尖刀在腹壁剞成菱形花刀（注意，不能削透，外形要完整）；鸽蛋凉水时放入锅中，开小火煮熟，捞出，放到凉水中，剥掉蛋壳，放到碗中；葱切成段状、姜拍破。锅烧热后倒入50毫升大油，油沸后，放入葱、姜爆香，之后倒入鸡汤，煮一会儿，捞出姜、葱，放入乌参、酱油、精盐、料酒、胡椒粉，烧沸后，撇掉上面的浮沫，转成小火继续煮40分钟左右；放入鸽蛋、枸杞了，继续煨10分钟，取出乌参放到盘中（背朝上），鸽蛋围在周围；汁中调入味精，水淀粉勾芡，之后淋沸大油50毫升，将制得的汁浇于乌参和鸽蛋上即可。

食疗功效 滋肾润肺，补肝明目。适用于精血亏损、虚劳劳祛、阳痿、遗精等症。

太子参炖羊肺

食材选用 太子参30克，羊肺1个，料酒、姜、葱、精盐、味精、胡椒粉各适量。

食用方法 太子参清洗干净后锤破；羊肺灌水洗净后切成3厘米见方的块状；姜清洗干净后切片；葱清洗干净后切段。将太子参、羊肺、料酒、姜、葱一同放到炖锅中，倒入适量清水，开大火煮沸，之后转成小火炖煮35分钟，调入精盐、味精、胡椒粉即可。

食疗功效 补肺健脾。适用于肺虚咳嗽、脾虚食少、心悸自汗、精神疲乏等症。

白果炖银耳

食材选用 白果20克，银耳30克，冰糖15克。

食用方法 将白果捶破后去掉壳、心；银耳放到温水中泡发2小时，撕成小瓣，去蒂头，清洗干净；冰糖打碎成屑。将白果、银耳一同放到炖锅中，倒入适量清水，开中火烧沸，之后转成小火炖煮1小时，调入适量冰糖即可。

食疗功效 滋阴润肺，定喘止咳。适用于阴虚咳嗽、白带、白浊、遗精、小便频数等症。

桔梗酿雪梨

食材选用 桔梗6克，糯米30克，雪梨1个，蜜饯冬瓜、冰糖各60克。

食用方法 桔梗清洗干净后打碎；糯米淘洗干净后蒸熟；梨清洗干净后去皮，由上端1/3处切下作盖，挖出梨核；蜜饯冬瓜切成条状。桔梗、冬瓜条、冰糖、熟糯米一同放到梨中，盖好梨盖，放到蒸盘中，倒入可以没过梨面的水，将梨盘放到大火、大汽蒸笼中蒸1小时左右即可。

食疗功效 祛痰利咽，润肺止咳。

白及粉参粥

食材选用 白及粉6克，北沙参20克，百合25克，川贝10克，粳米400克，白糖15克。

食用方法 将川贝、百合、北沙参、粳米分别清洗干净后备用。粳米、川贝、百合、北沙参、白及粉一同放到炖锅中，倒入适量清水，开大火烧沸，之后转成小火炖煮35分钟，调入适量白糖即可。

食疗功效 滋阴润肺。适用于干咳、咳声短促、少痰或痰中带血等症。

二冬炖鹧鸪

食材选用 天冬、麦冬各 15 克，鹧鸪 2 只，料酒 10 毫升，姜、葱、精盐、味精、胡椒粉、鸡油各适量。

食用方法 天冬润透后切成片状；麦冬去掉内梗；鹧鸪清理干净后清洗干净；姜清洗干净后切成片状，葱清洗干净后切成段状。天冬、麦冬、鹧鸪、料酒、姜、葱一同放到炖锅中，倒入适量清水，开大火烧沸，之后转成小火炖煮半小时，调入精盐、味精、鸡油、胡椒粉即可。

食疗功效 滋阴，润燥，清肺，降火。适合阴虚咯血、肺痿、肺痈等症患者食用。

肝掌管人体排毒，中医护肝有妙方

肝主藏血功能主要体现在两方面：一是调节血量，当人体处在相对安静时，部分血液会回流到肝脏中，当人体处在活动状态时，血就会运送到全身，供养各组织器官功能活动。一旦肝藏血功能失调，血液逆流外溢，就会表现出呕血、衄血、月经过多、崩漏等症。二是滋养肝脏本身，肝脏想发挥其正常生理功能，自身要拥有足量的血液来滋养，一旦肝血不足，就会表现出眩晕眼花，视力衰退，视物模糊。肝脉和冲脉相连，冲是血海，主月经，因此，肝血不足，冲任受损，女性就会月经不调、量少色淡、经闭等。

肝主疏泄，也就是肝气宜泄，肝气指肝功能。疏泄即"疏通"、"舒畅"、"条达"，意思就是说，正常生理状态下，肝气有疏通、条达之性。此功能主要体现在疏通气机、对情志的影响、疏泄胆汁三方面。

有些人平时很爱发脾气，实际上，这和肝气过度上升有很大关系，建议那些平时爱发脾气的朋友没事按按太冲穴，不仅可以保护好你的肝脏，还能缓解生气之后出现的两肋痛、头痛、头晕等。太冲穴位于足背第 1、2 趾跖骨连接处，用手指沿着拇趾、次趾夹缝向上移动，感觉到动脉处即为此穴。

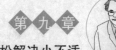

其实，很多肝部不适都可通过简单的方法来解决，如食疗方、按摩法等，下面就来简单地为大家介绍几种行之有效的中医护肝妙方。

苡苓小米粥

食材选用 苡仁 60 克，小米 150 克，土茯苓 20 克。

食用方法 将上述材料洗净，将土茯苓用纱布包好，同煮成粥。

食疗功效 土茯苓性味甘淡平，无毒，入肝、胃二经，有利湿、解毒、健脾胃、利筋骨、消炎清热之功；小米性甘平；苡仁甘淡微寒。此方有清热除湿、健脾整胃之功，能防治肝解毒能力差、易出现湿疹、皮肤疾患、痉挛骨痛、恶疮溃烂肿毒等症。

红枣炒木耳

食材选用 红枣、白木耳、黑木耳各 15 克，精盐、香油、葱、姜各适量，清水 100 毫升。

食用方法 将黑、白木耳泡发后清洗干净，切成条状；红枣清洗干净后去核。姜放到油锅中爆香，放入黑、白木耳翻炒几下，再放入清洗干净的大枣，倒入适量清水，盖好锅盖，焖 5 分钟左右后快速翻炒，收汤，调入调味料即可。

食疗功效 红枣内富含维生素；木耳有养肝护肝、滋肾之功，能提升人体抗病能力。

青皮麦芽饮

食材选用 青皮 10 克，生麦芽 30 克。

食用方法 青皮清洗干净；麦芽清洗干净。一同放到铝锅中，倒入适量清水，开大火烧沸，转成小火煮熬 5 分钟，过滤去渣，装罐即可。

食疗功效 疏肝气，祛郁结。适合肝气不疏、两胁疼痛作胀、纳食不甘等症患者饮用。

老中医给家人的健康处方

黄金蚬炖豆腐

食材选用 豆腐300克，蚬50克，姜片4片，水1000毫升，精盐适量。

食用方法 将蚬子清洗干净，去掉其中的泥沙，之后放入切好的豆腐块、姜片，倒入适量清水，放到锅内，焖20分钟后调入适量精盐即可。

食疗功效 此汤可补肝脾。蚬的主要成分是肝糖和蛋白质，利于人体细胞修复，并且，蚬内含多种有机矿物质，有助于身体各项机能的保护，蚬还富含胆碱，为人体重要的营养物质；豆腐甘凉，有清热解毒、益气和中之功。二者均有清热利湿、养肝和中的功效。

马蹄蛋汤

食材选用 马蹄250克，鸡蛋1个，香油、精盐各适量。

食用方法 鸡蛋1个，打成蛋花备用。马蹄清洗干净之后削皮切碎，倒入适量清水，煮沸，转成小火煮10分钟左右，放入打好的蛋花，淋上几滴香油，调入精盐即可。

食疗功效 马蹄甘寒，清热化痰，利湿退黄。适合易出汗、有臭气、胸闷胃口差、口苦黏腻、易疲倦、小便量少而色黄、舌苔黄腻、属湿热者服用。

香附豆腐汤

食材选用 制香附子10克，豆腐200克，姜、葱、精盐、植物油各适量。

食用方法 将制香附子清洗干净后去杂质；豆腐清洗干净后切成块状；姜切清洗干净后切成片状；葱清洗干净后切成段状。将炒锅置于大火上烧热，倒入植物油，油温达到六成热时，放入葱、姜爆香，倒入适量清水，放入制香附子烧沸，放入豆腐、精盐，煮5分钟即可。

食疗功效 疏肝健脾。适合肝郁气滞导致的多种肝病患食用，也适合以急性病毒性肝炎为主要表现的肝郁气滞患者食用。

银杞明目汤

食材选用 枸杞子 25 克，茉莉花 24 朵，水发银耳 15 克，鸡肝 100 克，料酒、姜汁、精盐、味精、水豆粉、清汤各适量。

食用方法 鸡肝清洗干净后切成薄片，放到碗中，调入适量水豆粉、料酒、姜汁、精盐拌匀；银耳泡发后清洗干净，撕成小片，放到清水中浸泡备用；茉莉花去掉花蒂后清洗干净，放到盘中；枸杞子清洗干净后备用。将锅置于火上，倒入清汤，调入适量料酒、姜汁、精盐、味精，放入银耳、鸡肝、枸杞子烧沸，撇掉浮沫，等到鸡肝熟时装到碗中，将茉莉花撒入碗中即可。

食疗功效 补肝益肾，明目美颜。适合肝肾阴虚而导致的视物模糊、双目昏花、面色憔悴等症患者食用。

老中医给家人的健康处方

LAOZHONGYI GEIJIARENDE JIANKANGCHUFANG